黄帝内经

抗衰老宝典 典藏版

第②次修订

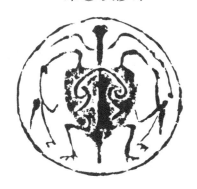

张湖德　曹启富　王铁民○主编

中国科学技术出版社
·北京·

图书在版编目（CIP）数据

《黄帝内经》抗衰老宝典/张湖德, ,曹启富, 王铁民主编. — 北京：中国科学技术
出版社, 2018.1（2024.6重印）

ISBN 978-7-5046-7522-4

Ⅰ.①黄… Ⅱ.①张… ②曹… ③王… Ⅲ.①《内经》 Ⅳ.①R221

中国版本图书馆CIP数据核字(2017)第117809号

策划编辑	焦健姿　王久红	
责任编辑	黄维佳	
装帧设计	王新红	
责任校对	马思志　龚利霞	
责任印制	徐　飞	

出　　版	中国科学技术出版社
发　　行	中国科学技术出版社有限公司
地　　址	北京市海淀区中关村南大街 16 号
邮　　编	100081
发行电话	010-62173865
传　　真	010-62173081
网　　址	http://www.cspbooks.com.cn

开　　本	710mm×1000mm　1/16
字　　数	196 千字
印　　张	12.25
版　　次	2018 年 1 月第 1 版
印　　次	2024 年 6 月第 2 次印刷
印　　刷	河北环京美印刷有限公司
书　　号	ISBN 978-7-5046-7522-4 / R·2040
定　　价	49.50 元

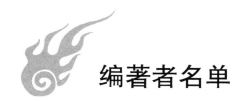

编著者名单

主　　编　张湖德　曹启富　王铁民

副主编　张　煜　杨凤玲　任晓燕

编　　者　卢集森　卢时杰　童宣文

　　　　　陈　超　刘　晗　马烈光

内容提要

　　本书的典藏版是在第2版的基础上修订而成，以中医名著《黄帝内经》抗衰老的基本理论为指导，结合现代生活和医疗保健实际，详细介绍了抗衰老的相关知识和方法，包括《黄帝内经》中有关衰老进程、机制和抗衰老的论述，养生之道与抗衰老，和阴阳、调气血、避病邪、补心脑、健脾胃、补肾、养神和饮食、运动、药物、日常生活保健等行之有效的抗衰老方法。内容丰富，阐述简明，方法具体实用，是指导中老年朋友抗衰防老、延年益寿的良师益友，适合中老年群体、慢性病患者和基层医务人员阅读参考。

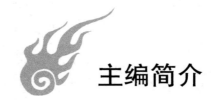

主编简介

张湖德　男，1946年生于山东寿张县。北京中医药大学养生教研室教授，养生专家，医学科普作家。现为中央人民广播电台医学顾问。代表作品有《中华养生宝典》《中国科学美容大典》《黄帝内经养生全书》《女性形体健康全书》《实用美容大全》《家庭百病食疗》《养生博览》等。在国内100多家报纸和期刊上发表过6000余篇文章，内容涉及中医学、性学、康复学、营养学、养生学、美容等多学科，著作文字总量超过2000多万字。

曹启富　山东人。中国著名中西医结合心脏病专家。现任中日友好医院心脏内科主任医师、教授。曾出版著作30余部，发表论文几十篇。

王铁民　山东人，中国著名中西医结合肾脏病专家。现任青岛静康医院院长、主任医师、教授。其著作颇丰，已先后出版著作40余部，发表论文十几篇。

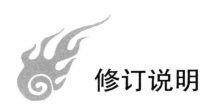

修订说明

　　《〈黄帝内经〉抗衰老宝典》自 2007 年初版以来，由于内容科学实用而受到读者的喜爱，已多次重印，发行 20 000 余册。为与时俱进，在中国科学技术出版社的支持下，我们特对本书进行修订。

　　随着社会经济的发展和人们生活水平的提高，我国的老龄人口逐年增多，如何抗衰老，是国人最关注的热门话题。而要健康长寿，"春秋皆度百岁"，就必须研究衰老的机制和抗衰老的奥秘，故此次修订，我们在保持原版特色的基础上，增补了《黄帝内经》中一些有关衰老和抗衰老的精辟论述，并加以通俗的解释；根据《黄帝内经》强调"智者之养生"和国人健康素养还不高的问题，增补了努力提高健康素养和如何防止性功能早衰等内容；同时修正了原版中的错漏，在编排方面亦作了一些改进。尽管我们为编写和修订本书付出了很多心血，但由于《黄帝内经》博大精深，抗衰老涉及的知识面非常广，书中如有不当之处，欢迎读者批评指正。

中央人民广播电台医学顾问　　张湖德

解放军卫生音像出版社特聘专家

丁酉年春于北京中医药大学养生室

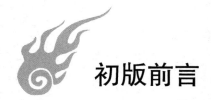

初版前言

　　我专职从事中医养生保健的研究已有 30 余年，抗衰老一直是我研究的重点课题。在 1999 年我的第一部抗衰老著作，由中国轻工业出版社出版，2007 年人民军医出版社又出版了我的第二部抗衰老著作《女人防衰从 30 岁开始》。本书是我研究抗衰老问题的第三部著作，是对中医学经典著作《黄帝内经》所作的深入细致探索。《黄帝内经》博大精深，书中蕴藏了大量有关衰老理论的探讨内容，其中抗衰老原则与方法是研究衰老最有价值的文献资料。相信通过本书的论述，将会为人们对抗衰老的认识又拓宽了思路。

中央人民广播电台医学顾问　张湖德
丁亥年秋于北京中医药大学养生室

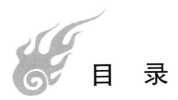

目　录

第三讲 调阴阳抗衰老

第四讲 养气调气抗衰老

第五讲 避寒祛邪抗衰老

第六讲 补髓养髓抗衰老

第七讲　健脾和胃抗衰老

第八讲　养肾补肾抗衰老

第九讲　养神调志抗衰老

第十讲　饮食有节抗衰老

四、能防衰老的美味佳肴 ……………………………… (133)

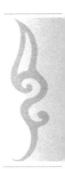

第十一讲　运动养生抗衰老

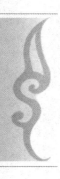

第一讲 《黄帝内经》与抗衰老

早在两千多年前,《黄帝内经》(以下简称《内经》)就已经开始了对有关衰老理论的探讨,并有许多精辟的论述。

一、《内经》中有关衰老问题的论述

1. 女性的衰老过程

> 帝曰:"人年老而无子者,材力尽耶? 将天数然也?"岐伯曰:"女子七岁,肾气盛、齿更发长;二七,而天癸至,任脉通,太冲脉盛,月事以时下,故有子;三七,肾气平均,故真牙生而长极;四七,筋骨坚、发长极、身体盛壮;五七,阳明脉衰,面始焦,发始堕;六七,三阳脉衰于上、面皆焦、发始白;七七,任脉虚,太冲脉衰少,天癸竭,地道不通,故形坏而无子也。"——《素问·上古天真论》

这里以七岁为一阶段,论述了女性的生长发育与衰老过程,说明了女性衰老的关键是由于与肾气密切相关的一种物质——天癸的盛与衰。也就是说,天癸是伴随肾气之充盛而产生的,也是随着肾脏衰竭而衰竭。

2. 男性的衰老过程

> 帝曰:"丈夫八岁,肾气实、发长齿更;二八,肾气盛,天癸至,精气溢泻,阴阳和,故能有子;三八,肾气平均,筋骨劲强,故真牙生而长极;

> 四八，筋骨隆盛，肌肉满壮；五八，肾气衰，发堕齿槁；六八，阳气衰竭于上，面焦，发鬓颁白；七八，肝气衰，筋不能动；八八，天癸竭，精少，肾脏衰，形体皆极，则齿发去。"——《素问·上古天真论》

这里以八岁为一阶段，论述了男性的生长发育与衰老过程。男子衰老的表现除了女子所具备的毛发落、发白、生殖能力丧失外，原文里又有了新的内容，即牙齿脱落和运动障碍。以上外形改变，是人衰老时最明显的标志。根据中医"有诸内必形诸外"的理论，即体表的变化是内脏的反应，也就是说，外观的老化，是五脏衰弱的表现。这与现代医学所说的外形的改变，常常伴随着一些内脏生理功能的下降、内脏器官储备力降低的观点是一致的。

3. 人的生长发育与衰老过程

> 黄帝曰："其气之盛衰，以至于死，可得闻乎？"岐伯曰："人生十岁，五脏始定，血气已通，其气在下，故好走；二十岁，血气始盛，肌肉方长，故好趋；三十岁，五脏大定，肌肉坚固，血脉盛满，故好步；四十岁，五脏六府十二经脉，皆大盛以平定，腠理始疏，荣华颓落，发颇斑白，平盛不摇，故好坐；五十岁，肝气始衰，胆叶始薄，胆汁始灭，目始不明；六十岁，心气始衰，苦忧悲，血气懈惰，故好卧；七十岁，脾气虚，皮肤枯；八十岁，肺气衰，魄离，故言善误；九十岁，肾气焦，四脏经脉空虚；百岁，五脏皆虚、神气皆去，形骸独居而终矣。"——《灵枢·天年篇》

这是《内经》根据人的年龄增长与体内血气、脏腑盛衰的变化，以 10 年为基数对人体生长衰老过程各时期的生理特点及其表现做了生动的描述，反映了中医学对生命的发生、发展过程及其实质的基本认识，这些论述阐明了人之所以有生命，其决定因素是神气之有无、五脏精气之盛衰，因而提示保养精、气、神是健康长寿的关键。

除上述有关衰老的论述外，《素问·阴阳应象大论》里说："年四十，而阴气自半，起居衰矣；年五十，体重，耳目不聪明矣；年六十，阴痿，气大衰，九窍不利，下虚上实，涕泣俱出矣。"这些论述都非常正确地指出了人体衰老的变化，为我们研究衰老提供了宝贵的资料。尽管中医学在衰老的认识上没有现代医学那样具体、那样深刻，但《内经》中确实提出了许多有价值的观点，其对衰老机制的探讨主要有以下几点。

二、衰老机制

1. 阴阳失调

《素问·宝命全形论》里说："人生有形，不离阴阳。"即人体的生命活动，必须以阴阳为依据。《素问·阴阳应象大论》里明确指出，人的衰老同阴阳失调有关，即"能知七损八益。则二者可调；不知用此，则早衰之节也"。可见，阴阳失调能导致衰老，而调节阴阳就有抗衰老的作用。调节阴阳，不仅要调节内外环境的平衡协调，而且要调节细胞内的平衡。据有学者分析，DNA（脱氧核糖核酸）属阴，它作为染色体储存于细胞核中，与"阴在内、阳之守也"相当。RNA（核糖核酸）属阳，它将基因印压在外部的细胞质上，与"阳在外，阴之使也"相当。两者与蛋白质的形成有关，蛋白质又是一切有生命的生物的基础。这种论述同《内经》所谓"阴阳者，万物之能始也"的说法似相吻合。

根据阴阳平衡在体内的重要性。大医学家朱丹溪认为，由于人之情欲无涯，致阴精日日消耗，从阴阳完实起，阴气仅够供给30年视听言动之消耗，此人身之阴难成易亏，阴常不足，老年人六七十岁后阴不足以配阳，孤阳几欲飞越，易患病减寿。针对衰老与真阴不足的关系，许多医学家主张节欲养性，惜存阴精，以防衰延寿。清代喻嘉言说："夫人身之阴阳，相抱而不脱，是以百年有常"。这里的"百年有常"，即指活到100岁时，仍能活动自如。之所以能这样做，是由于人身阴阳相抱、互不背离、相互依存、相互为用。人到中年以后，由于阴阳平衡失调，肌体即可受到各种致病因素的侵袭，从而疾病丛生，出现衰老。如唐代药王孙思邈说："人五十以上，阳气日衰，损与日至，心力渐退，忘前失后"明确指出，中年以后，阳气日渐损伤。而阳气虚损，阴气自然偏亢，衰老也即逐渐到来，若发展到"阴阳离绝"，则会导致精气绝灭，人必死去。

2. 精气虚衰

陶弘景《养性延命录》中说："道者，气也，保气则得道，得道则长存⋯⋯精者,血脉之川流,守骨之灵神也,精去则骨枯,骨枯则死矣。"这里的气,指真气,包括元气、营气、卫气、脏腑之气等,是生命活动的根本动力,为生化之根。精,即阴精,包括肾所藏先天之精在内,是构成人体和促进生长发育的物质基础。精与气相互滋生,是维系生命的关键。精充气足,才能延缓衰老,健康长寿。而精亏、气惫,是过早衰老的原因。任何损伤精气的内外因素,均能加速衰老、减少寿命。因此,尽管人体衰老的原因繁多,表现复杂,但都必须伴随着精气的病变。如《灵枢·决气篇》里说:"精脱者,耳聋,气脱者,目不明"。故在诊断上,首先必须判别人体精气的盛衰畅滞。在治疗上则以维护精气为主要目的,而长寿防老,祛病保生,关键亦在于保养精气。

3. 肾气亏损

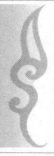

中医学认为"先天之本在肾"。肾气是决定人体强弱寿夭的关键因素。如《素问·上古天真论》里说:"丈夫八岁,肾气实,发长齿更;二八,肾气盛,天癸至,精气溢泻,阴阳和,故能有子;三八,肾气平均,筋骨劲强,故真牙生而长极;四八,筋骨隆盛,肌肉满壮;五八肾气衰,发堕齿槁"。这些都非常清楚地说明了肾气的盛衰,决定着人的强壮衰弱,在人的生长、发育、衰老过程中,肾起着主导作用。这又是为什么呢?

原因之一,肾主藏精,主生殖发育,与遗传密切相关。如《灵枢·天年篇》在论述人生的如何形成时,明确指出与先天禀赋有关,即"愿闻人之始生,何气筑为基?何立以为楯……以母为基,以父为楯"。意思是说,人体胚胎的形成,全赖父精母血,阴阳两性结合而成。这就是说,人之先天禀受于父母,即现代所说的遗传。肾主藏精,先天之本在肾。张景岳说:"夫禀受者,先天肾也……先天责在父母。"由于遗传因素的影响,后代禀赋不足,自然会形成多种遗传疾病而损害健康,引起早衰。

原因之二,肾藏元气,为一身阳气之根,与机体免疫功能有关。中医学认为"正气存内,邪不可干"。而元气是正气的主要成分。正气就相当于机体的免疫功能。而现代医学认为,免疫与衰老有着密切联系,随着年龄的增长,免疫功能也随之下降和紊乱,可加速衰老过程。

4. 脾胃虚衰

先天禀赋固然对寿命的影响重要,但后天调养对寿命和衰老的影响也不容忽视。如《景岳全书·传忠录》所说:"盖人自有生以来,惟赖后天以为立命运之本……其有先天所禀原不甚厚者,但知自珍而培以后天,则无不获寿"。"后天斫削者夭者更夭。"中医学称脾胃为后天之本,这是因为"胃者,五脏六腑之海,水谷皆入于胃,五脏六腑皆禀于胃"。意思是人体所有的脏腑、器官、组织皆需要脾胃供给的各种营养,脾胃是生命的源泉。如果脾胃虚衰,不能消化吸收饮食水谷,人体所需要的营养得不到及时补充,便会出现营养不良、贫血、水肿、气短、头晕、四肢无力等各种各样的疾病或症状,从而导致衰老,甚至死亡。如《灵枢·五味篇》里说:"故谷不入,半日则气衰,一日则气少矣。"

5. 心脏虚衰

心为生命活动的主宰,能协调脏腑,运行血脉,若心气虚衰,会影响血脉及神志的功能,从而加速衰老。故中医养生学特别重视对心脏功能的保养,认为"以此养生则寿"。《千金要方》认为,老年以后"心力渐退、忘前失后",因而常易出现健忘、言善误或惊惕等神志失聪的表现。现代医学认为,老年人发生循环系统的病变,多由于血管硬化所引起。

6. 肺脏衰弱

肺主一身之气,人身诸气的生成、运行及功能活动,都与肺的生理活动密切相关。因此,只有肺的功能正常,人体才能维持旺盛生机,不致衰退,并抵御外邪,以免因病夭折。若肺气衰,全身功能都会受到影响,出现不耐劳作、呼吸及循环功能减退等衰老表现。

7. 肝脏虚衰

中医学认为,人体的衰老同肝有密切联系,即《内经》所谓"五十岁,肝气始衰。"肝的功能下降后,其他脏腑也随着衰弱。原因是肝藏血,具有储存和调节血量的作用。肝又主疏泄,关系到人体气机的调畅。中医学认为"百病生于气"。"气"就是指气的气机运行失常。而气机升降出入失常,人即会衰老,甚至死亡。

以上所言是中医学对于衰老的一些认识,这些认识已被无数事实证明是完全正确的。人们要想延年益寿,必须在此基础上全面制定抗衰老的措施。这样,人才能推迟衰老。正像古人所说:"尽终其天年"才能得以实现。

三、《内经》对衰老后机体脏腑组织器官改变的认识

《内经》认为,人体脏腑器官主要由心、肝、肺、脾、肾五大系统组成。衰老时各系统均要产生生理和病理的变化。

1. 心系统的病理生理变化

老年人心脏变化,心功能减弱。由于心气逐渐衰退,心脉随之老化,不能为全身顺畅地流通气血,血液循环受到影响。从而出现血行淤阻,运行不畅。正如《灵枢·天年篇》所说:"六十岁,心气始衰,苦忧悲,血行懈惰,故好卧"。由于心气虚弱,血液运行无力,临床上主要表现为以心脏功能衰减。例如,心中空虚而悸动,气短而促,劳则加剧,脉象细弱、迟缓或结代。

由于老年人随着年龄的增长,脏器精血亏耗,加之对世事深谙,易于多思多虑,从而耗损心血,致使心血衰少,而血虚则无以养心,故老年人常见失眠、多梦、健忘,甚至眩晕面色无华。

老年人常有肠鸣、大便不实、小便频数清长等表现。这都与老年人小肠气虚,传导化物、分清泌浊的功能衰减有关。

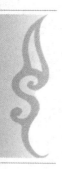

2. 肝系统的病理生理变化

《灵枢·天年篇》指出:"五十岁,肝气始衰,胆叶始薄,胆汁始灭,目始不明"。这对进入老年以后肝脏的变化讲得非常清楚,既述实质改变,又论功能变化,与现代医学认为老年以后肝脏改变大致一样。肝气衰是指肝的主要功能减退,既包括疏泄功能衰减,又包括肝血、肝阴不足,故人到高龄以后,每见寡言少欢、多疑多虑、急躁易怒、失眠多梦、嗳气腹胀、食欲减退、气血不和等老年特征。

《素问·上古天真论》:"丈夫……七八,肝气衰,筋不能动。"说明老年肝血不荣,筋膜得不到濡养,常出现动作迟缓,关节运动乏力。爪甲亦变脆、枯槁不荣等老年病态。

肝与胆相表里,肝虚必影响到胆,有些老年人往往遇事犹豫不决,瞻前顾后,均属于老年人胆气不足的生理特点。因胆主疏泄精汁以助消化,而老年人

胆的疏泄功能减弱,故一般年高之人消化能力薄弱,特别是食入膏粱厚味之后,消化不良更为明显。

3. 脾系统的病理生理变化

人到老年,脾之阳气日渐虚衰,其运化水谷和水湿的功能比一般人更为低下。故脾气、脾阳虚衰应是老年常见的病理基础,常自感不如常人,有头昏、目眩、腹胀、疲乏等表现。

宋·陈直说:"老人胃肠虚薄,不能消纳",说明老年以后胃肠功能减退。出现"胃黏膜变薄的腺体萎缩""胃及大小肠扩张"。临床常见食少、腹泻、便秘等症。

正如《千金翼方·养老食疗》所说:"老人肠胃皮薄,多则不消"。

总之,老年脾胃虚弱,消化功能减退,逐渐出现全身性气虚证候,如少气懒言,四肢倦怠无力,面色萎黄等。

4. 肺系统的病理生理变化

唐·孙思邈说老年多患"肺胀",而症见"虚而满喘咳……其脉浮大"。肺胀,是由于年老时,肺气常表现不足,职司呼吸的能力亦为之减弱,体内浊气常不能顺利排出,清气亦不足以纳入而形成。因此,人体全身之气,如元气、宗气、营气、卫气等的化生、运行及其功能活动均受到影响,从而使老年人常出现不耐劳作的现象,呼吸功能和血液循环功能往往随着年龄的增长而不断减退。

现代医学认为,由于长期慢性咳嗽气喘,使胸廓前后径增大,从而出现"桶状胸"。因肺的弹性逐渐减退,使残气量逐渐增加,随着衰老的不断进展,肺活量逐年直线下降。

《医学心悟》指出:"老弱人精血不足……以致肠胃不润,此虚闭也"。此指老年人之所以大便干燥,是由于大肠津亏所引起,而大肠津亏是由于胃虚。大肠气虚这是老年人常见之病理,它是老年全身性气虚病变的一个部分。特别是与老年人肺、脾气虚更有关联。大肠气虚,临床上有两种不同病理形式:如果气虚功能衰减,则多表现为气虚便秘;如果气虚失于固摄,清阳之气下陷,则以肠虚滑脱为主。

因肺开窍于鼻,肺气和,呼吸利,嗅觉才能灵敏。老年人因肺气不足,功能减退,常表现为嗅觉欠灵,清涕自出。

5. 肾系统的病理生理变化

《素问·阴阳应象大论》说:"年六十,阴痿,气大衰"。这里的阴痿,即指人到老年时,肾所藏之阴精不足,这样肾阴、肾阳亦虚。而肾阴肾阳亏虚,无以化生肾气,肾气亦衰。随着肾气的虚衰,五脏六腑的生化功能减退,全身出现一系列衰老的征象。如《素问·上古天真论》说:"肾气衰,发堕齿槁""天癸竭,精少,肾脏衰,形体皆极"。由于天癸竭,精少,从而出现生殖器官萎缩,性功能逐渐减退。又由于肾的气化不足,肺、脾、三焦等脏腑在水循环代谢过程中的功能减退,水不能正常疏泄,故常见到目下如卧蚕状,小便排出无力,尿液频繁等现象。老年人肾的摄纳作用一般较弱,气不归元,故呼吸时,常有短气之感,且常随劳作而加重。同时又由于脑为髓之海,老年人肾精不足,精髓不充,脑海为之不满,常常出现头晕,记忆力减退,肾的精气衰减,气化不足,肾精不能充养于耳,故一般老年人听力逐渐减退,甚至耳聋失聪。

现代医学认为由于老年人的肾萎缩,体积小,重量减轻,皮质变薄,功能性肾单位可减少到年轻时的1/2或1/3。同时,由于老年人各种原因导致胰岛素不足,故老年人糖尿病发生率高。

在人体水代谢过程中,多余的水大部分要输入膀胱生成尿,并通过肾与膀胱的气化作用排出体外。但由于老年人肾气衰减,气化不足,常常会影响膀胱对尿液的正常蓄和泄,而出现小便不畅,或小便频多的现象。

由于精生髓、髓养骨,而老年人肾精不足,骨失所养,故常有步态不稳,牙齿脱落、稀疏,牙根外露,而且骨质变得疏松,易于骨折。

第二讲　抗衰老与养生之道

随着时间的流逝，人总会逐渐地变老，黑发变白，额头皱起，体力衰弱，精力减退，开始步入老态。尽管衰老是人生旅途无法回避的问题，但每个人衰老的早晚却很不相同。如我国现存最早的医学典著《黄帝内经》里说："上古之人，春秋皆度百岁，而动作不衰；而今世之人，年半百而动作皆衰者，时世异耶？人将失之耶？"这里再清楚不过地说明了人的衰老和年龄并不成正比。一些懂得养生之道的人，尽管年龄很大但其精神状态、行为动作上并不显得老，而那些日常不注意养生的人，却从内心到外形上表现出衰老的征象。

三国时蜀丞相诸葛亮，六出祁山，未得寸土，最后身死五丈原，卒年才54岁。杜甫叹道"出师未捷身先死，长使英雄泪满襟"。然而司马懿对诸葛亮的死早就预料到了，他向蜀使打听诸葛亮的饮食和公务情况，蜀使告诉他，诸葛公早起晚睡……许多事都要亲自处理，吃饭很少，营养不足，事情繁多，操心费力。古人根据这一实例，指出："谋为过当，饮食不咸，养生之大患也。"也就是说，过度地用脑，又不注意饮食，最容易损害人的健康。

大思想家孔夫子，由于重视养生，尤其是饮食养生，并能身体力行，尽管一生奔波劳碌，屡遭困顿，却活到了73岁。孔子首先非常强调要"饮食卫生"。认为以下一些食物不宜吃："食饐而餲，鱼馁而肉败，不食；色恶，不食；臭恶，不食；失饪，不食；割不正，不食；不得其酱，不食；沽酒市脯，不食；不撤姜食，不多食；祭于公，不宿肉。祭肉不出三日，出三日不食之矣"。其中最关键的一点是不吃腐败变质的食物。所谓"食饐而餲"，是说饮食经久而腐臭。"鱼馁"是指鱼腐烂，"肉败"是说肉腐败，这样的食品不能吃。怎样判断食品是否变质呢？孔子的办法是观察食品的颜色和气味。"色恶"是说颜色难看。"臭恶"是指气味难闻，凡这样的食品都不应该吃。孔子时代的商人常常为牟利而坑害顾客，所以孔子只好定下沽酒市脯不食（买来的酒、肉干不吃）这么一条规矩，非要自家制作的才放心。孔子那时常用肉作为祭祀之品，因此，他提出："祭于公，不宿肉"（不把祭肉留过夜）；"祭肉不出三日，出三日，不食之矣"（祭肉不能留三日，超过三日，不能吃），目的也是防止肉腐坏。

一、努力提高健康素养

《黄帝内经》在谈到如何抗衰老时，反复强调必须做到"智者之养生"，所谓智者，即是指有智慧的人，有健康素养的人。

健康素养是一种能力，是指个人获取和理解健康信息和服务，并运用这些信息和服务做出正确健康决策，以维护和促进自身健康的能力。但从目前调查的结果看，我国居民具备健康素养的比例还太低，有必要加强自身健康素养教育。

从卫生部公布的我国"首次居民健康素养调查"报告显示，我国居民具备健康素养的总体水平为 6.48%，即每 100 人中不到 7 人具备健康素养。而且这种基本健康素养也仅限于会自测血压、会打急救电话等能力。从健康素养的 3 个方面内容看，具备基本知识和理念、健康生活方式与行为、基本技能素养的人口比例分别是 14.97%、6.93% 和 20.39%。对于在日常生活中的常见 6 个问题——"四害"传播疾病、肥胖、镇静止痛药、骨折处理、药品说明书、成年人日饮酒量，居民的正确回答率均低于 20%，其中对"四害"传播疾病的正确认识率为 3.28%，对肥胖有正确认识的只有 7.16%，特别是慢性病预防素养水平仅为 4.66%。

调查还发现，年龄在 55—69 岁人群健康素养水平较低。老年人是健康的脆弱群体，但是 65—69 岁年龄组的健康素养却是各年龄段中最低的，为 3.81%；55—64 岁年龄组次之，为 4.69%。调查结果充分证明了提高健康素养水平的迫切性。

当前，以高血压、高血脂、糖尿病、脑血管病、脊椎和骨关节病在内的五类慢性病，已经成为影响中老年人健康的重要因素。只有提高健康素养，才能预防和减少慢性病的发生。中老年人不仅要定期体检，更要从生活方式上加以控制和管理，要做到科学锻炼、限盐、限油、限酒、戒烟等方面。专家提出要记住以下

7 个数字,即空腹血糖不能高于 5.6mmol/L;血压不能高于 120/80mmHg;血脂总胆固醇不能高于 4.6mmol/L;腰围不能高于男 90cm(2 尺 7),女 80cm(2 尺 4);体重指数 BMI 不能高于 24;零吸烟;每周运动 3~4 次,每次有氧运动不少于 30 分钟。全方位管理健康,才能预防和减少各类慢性病。

健康素养是公民健康素质的重要组成部分,广大中老年人应认真学习《健康 66 条》,把提高健康素养作为健康促进的重要行为和目标,加强健康教育,建立健康的生活方式,才能提高自身的健康水平,远离慢性病的困扰。

二、养生且莫待老时

随着人们物质生活水平的不断提高和精神文明生活的日益丰富,健康与长寿已经成为举世瞩目的重要问题。但如何养生才能健康长寿?不少人并不清楚,甚至错误地认为,现在工作繁忙,待退了休再去养生吧!殊不知,养生是没有年龄界限的,人老时应该养身体,年轻时、中年时,即使是幼年,也都应珍惜身体,真正到了老年,再去研究和遵循养生之道,为时就太晚了。

不少人都读过文学名著《红楼梦》,都为贾宝玉没和林黛玉结婚而感到惋惜。事实上,贾宝玉不管是和薛宝钗结婚,还是和林黛玉结婚,都不会是幸福的,因为不符合现代遗传学观点。父母健康是后代健康之本,选择爱人,不应该违背优生的原则。讲养生,不仅从生下来要讲,就是从选择对象结婚时就要讲。事实已经说明,生活在长寿家族中的人,他们的后代也都长寿。

三、一日生活重于养

记得三国时期著名文学家、养生学家、竹林七贤之一嵇康在《养生论》中讲了一句令人信服的名言:"一日生活重于养。"

人在一日之中,会有许多不适之处,比如饥饿、严寒、闷热、疲劳、紧张、兴奋、失眠、缺氧以及因环境污染、生态改变而带来的种种异常感觉。因此,就需要通过饮食、穿衣、休息、睡眠、营养、运动、服药乃至改善环境,以求适应。一旦生活规律被打乱,人体内的生物钟就会受到干扰,那么,人体各组织功能就会因此受到阻碍或遏制,血液循环、机体代谢、免疫功能等都会表现出失常,进而形成病态。若是长时间违背生活规律，势必会使健康受损，疾患缠绵，养生也就无从谈起了。

养生的内涵，关键在于人与环境协调适应，即"适者生存"的道理。有一段往事，中世纪的人，对细菌无所知，当时航海远行的水手，常因喝了不洁净的水而导致不少船员死于伤寒病。直到1870年，法国生物学家巴斯德创立了细菌学之后，人们才逐渐认识、掌握并适应了这个多菌的世界，进而懂得了灭菌的方法，才得以健康地生活。据传，印度人自古就有练瑜伽功者，他们的特点是，"屏息"以适应缺氧状态，由此求得健身。现代人已经认识到这一点，于是，瑜伽已成为世界性的健身、健美的养生术。

当人们认识到适应与养生之间的依赖关系之后，也就自然地运用人体的适应条件和能力，进行自我防病保健。基于此，不久前在西方一些国家兴起了"适应医学"，也是对养生学的进一步完善。其核心也是要求人们：防病、医疗、保健，必须要从每一天的日常生活中遵守规律、适应环境做起。因为，人的每一天生活都有规律可循，并且要持之以恒。饮食有节，劳逸有度，作息有序，顺应自然，善于应变，生命会自然处于最佳状态。健康不期而至，疾病远离而去。在漫长的人生长河中，人们总会不可避免地遭遇失意、挫折、逆境、不幸等生活挑战。因此，还得要掌握点应激方法，面对现实，化解忧郁，宣泄愤懑，寻求寄托。运筹得当，有益养生；处理不妥，有害健康。尽管古今中外人士都讲养生，到头来，还得要从自我做起。恰如美国学者威廉·方龙在他的名著《人类的故事》中讲到的："每一代人都必须重新去奋斗，要不就像史前期消灭不适应潮流者那样被消灭。"

四、"不治已病，治未病"

此名言出自《黄帝内经》，意思是不要等到病已成而去治病，应在来病之前就要研究养生之道不得病，或少得病，要有病早治，无病防病，养生保健，延年益寿。中国历代医学家皆很重视治未病，如名医扁鹊、张仲景等。

扁鹊，原名秦越人，是春秋战国时代一位杰出的医学家。相传他在针灸、脉诊、外科等方面有很深的造诣。《史记》就有一则关于扁鹊治未病的故事。

有一次，扁鹊路过齐国的都城临淄。国君齐桓侯气色不好，就告诉他："大人得了病,目前在浅表的部位,只要及时治疗,很快就会好的。"齐桓侯听罢,摇着头道:"我身体好好的,哪里会有什么病?"等扁鹊走了以后,齐桓侯对身边的人说:"医生总喜欢贪图名利,把没有病的人说成有病,目的是想炫耀自己,邀功请赏。"5 天后,扁鹊又去见齐桓侯,并对他说:"您的病已经到了血脉。"并严肃地告诉他,病已经蔓延到了肠胃,再拖延下去就无药可救了。齐桓侯仍不理睬扁鹊。几天后,当扁鹊见到齐桓侯时转身就走,齐桓侯很是奇怪,派人来问时,扁鹊说:"病在早期和中期,还可以想办法治好,现在病已经在骨髓,没有办法治了,所以我只好避开。"又过了几天,齐桓侯病倒了,他后悔莫及,再派人找扁鹊时,他早已离开了齐国。不久,齐桓侯就病死了。

张仲景,名机,东汉末年的名医。他的一生对医药学有很大的贡献,故后人尊他为"医圣"和"医方之祖"。《针灸甲乙经》中记录了一则张仲景治未病的故事。

一天,张仲景与侍中(官职名)王仲宣相遇。张仲景对王仲宣说:"你已经患病了,到 40 岁的时候眉毛会脱落,发病后半年就会死去,不过服五石汤可以治疗此疾。"当时王仲宣 20 岁,心想自己并没有什么不适,就没有在意。过了 3 天,张仲景又遇到他,问:"您服药了吗?"王仲宣谎称服了。张仲景用略带责备的口吻说:"您现在的这个样子,实在不像服过五石汤,先生为什么这么轻视自己的生命呢?"王侍中无言以对。事过 20 年,正如张仲景所言,王仲宣先是眉毛脱落,继而死去。

《内经》提出的"治未病"原则,一直被历代医家奉为圭臬,并得到不断充实与发展。其主要内容可概括为"未病先防"与"既病防变"两个方面。未病先防是在对疾病的上述认识的基础上,所能采取的主动性预防措施;既病防变则是告诉人们要早期发现疾病,治渐防微,乃为预防的手段。

对于疾病的预防,中医学不但重视调动人体本身的积极因素,而且很早就开始施行了一些社会性的预防措施。如基于对某些传染性疾病的认识,我国自秦汉以后逐渐使用并发展了隔离与消毒的方法;较国外更早发明了免疫接种法;并且从清代就已开始设立"查痘章京"一官,专为检查痘疹而进行检疫。由于人们观察到某些疾病的发生和流行与蚊、蝇及老鼠等有密切的关系,因而将杀灭虫鼠视为预防传染病的重要环节,并创造了很多具体的方法。

总之预防疾病的措施是多种多样的,值得我们进行深入的整理研究。兹仅就如下三个方面加以论述。

1. 适时养生

四时阴阳的变化,对促进万物的生长、发育和衰亡有着密切的关系。因此,人在日常生活中注意适应四时气候,避免外邪侵袭,是预防疾病的重要措施。所以《内经》说:"夫四时阴阳者,万物之根本也,所以圣人春夏养阳,秋冬养阴,以从其根,故与万物沉浮于生长之门,逆其根,则伐其本,坏其真矣。故阴阳四时者,万物之终始也,死生之本也。逆之则害生,从之则苛疾不起。"这里明确告诉我们,如果时序变化,万物就不会按生长收藏的规律发展,当然人体也不例外,若不能随着四时气候的变化而去适应它,也就不可避免地要受病邪的侵袭。因此,人们要追求健康,就必须认识自然环境变化的规律,只有了解了它,才能够掌握和利用它,这样机体的内外界环境就能得到统一。要达到这个目的,所有的人都应该运用各种不同的养生和锻炼身体的方法,以保持身体的健康,更好地适应环境。《内经》具体指出,春夏季节,气候由寒转暖,由暖而暑,宇宙万物充满新生繁茂的景象,人们的生活也应朝气蓬勃,早些起床,在户外散步活动,可使阳气更加充沛。秋冬则气候逐渐转凉,万物趋于收藏状态,人们就应注意防寒保暖,适当调整作息时间,使阴精潜藏于内,阳气不致外泄,以保持阴平阳秘。人体与四季气候相适应,自可健身防病延年,故养生者不可不知。

2. 针对不同的体质进行调理

"人有肥有膏有肉",说明人的体质是不同的。因此,"必先别其三形,血之多少,气之清浊,而后调之,治无失常经"。可见只有辨明体质的强弱虚实,才能或补或泻进行调理。无论补与泻,改善体质的关键,则在于使正气充沛。如此方可抵御外邪侵袭,防止疾病发生。即所谓"正气存内,邪不可干"。怡情悦性,体育锻炼,适时摄生,药物调理及营养充足等都是改善和增强体质的适宜方法。

3. 药物预防

通过使用药物以达到驱除病邪或增强体质的目的,是我国最早使用的预防方法之一。长期以来中医学创造并使用了口服、悬挂、鼻嗅及烟熏等不同给药途径的方法,来预防各种疾病的发生。

　　口服给药是使用最多的一种方法,如《素问遗篇·刺法论》中就有在疫疬流行之时服用小金丹的记载,认为服之可"无疫干也"。在其他的经典著作中亦有大量的服用药物防疫的记载,很多的药物及方剂至今仍被广泛地应用。

　　中医药防病的特点就在于调整阴阳的平衡,使正气充足,来加强人体的防御功能。当然其中的很多药物或方剂直接就有驱除病邪的作用。于此可见药物防病在很大的程度上是起着调整的作用。如炎暑季节,外界多湿多热,人体内也易积湿生热,因而用利湿清热的药物(如绿豆汤、西瓜等),以预防这类疾病。另如冬去春来,气候由寒转暖,人体内也常有蕴热,因此易发温病,故在北方一些地方多在立春前后服用防风通圣散等药,以预防春季的多发病。目前中药还常用于预防一些现代医学所称的疾病,如用贯众等预防流感,茵陈等预防传染性肝炎,马齿苋等预防痢疾、肠炎,用活血化瘀的药物预防缺血性中风及动脉硬化,凡此等等不一而足。

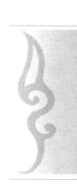

　　烟熏、悬挂及鼻嗅等用药方法的目的是驱邪防病。比较常用的苍术、艾叶烟熏,是一种既实用且经济的驱邪辟秽之法。近年亦有人用川芎、荆芥、白芷、薄荷、细辛等药制成鼻嗅剂预防流感,也是较实用的方法。根据很多学者进行的实验研究和临床观察来看,中药的这几种用法除对细菌和病毒有一定的灭活作用外,有的则是通过提高人体的免疫功能,达到减少细菌或病毒的感染,起到驱邪防病作用的。目前,由于种种原因,国内外对药物预防都重视不够,以致药物预防这个领域还在初级阶段,科学研究工作较少也很不深入。中医学的经验是丰富的,设想对此进行系统整理及深入研究,必将在药物防病方面出现若干新颖课题。

五、名人养生抗衰老的趣闻

1. 药王孙思邈养生四法则

　　孙思邈是我国唐代著名医学家,曾多次拒绝唐太宗等所授官位,长期居住民间,研究医学,为人疗疾,采种中药,著书立说。因此,被人们尊称为"药王"。同时,孙思邈又是一个著名的养生学家,他提倡养生、食治和怡老,内容丰富,涉及预防医学、心身医学、老年医学诸方面。由于他身体力行,活到了101岁,从而成为中国历史上罕见的能将养生理论与实践相结合的长寿老人。他的养生理论有如下四点。

（1）提倡怡情节欲

孙思邈认为情欲过度是罹疾早衰的重要因素之一，提倡要做到"十少"，即"少思、少念、少欲、少事、少语、少笑、少愁、少喜、少怒、少恶行"。并强调性医学卫生的重要性，认为房事太过，不仅可以影响本人的身体健康，而且还影响优生优育、波及下一代，致使下一代先天不足。为此，他引用彭祖的观点："上士别床，中士异被，服药百裹，不如独卧"，以说明节制房事的重要性。

（2）主张"常欲小劳"

孙思邈说："养性之道，常欲小劳，但莫大疲及强所不能堪耳。"他认为运动比营养、休息更为重要，从而把按摩、导引、摇动肢节等全身运动作为养生的重要内容。

（3）强调食养、重视药饵

他指出："安身之本必资于食，救疾之道惟在于药。不知食宜者，不足以全生；不明药性者，不能以除病。"可见其对食养与药饵的重视。在饮食调养方面主张饮食宜清淡，少吃荤、腥，忌吃生、杂，他还力倡"先饥而食，先渴而饮、食欲数而少，不欲顿而多"，认为少量多餐有益健康。同时，他把服食具有滋补和防治老年病作用的植物药作为养生的措施之一。

（4）重视环境居处

在住地方面，他强调要"背山临水，气候高爽，土地良沃，泉水清美""山林深处，固是佳境"。现在世界各地都把山清水秀、鸟语花香、空气清新、环境幽静处作为疗养胜地，可见药王孙老对居住环境的要求是有道理的。在住室方面，他又指出："但令雅素洁净，无风雨暑湿为佳"。

总之，药王孙老的养生思想和方法非常丰富，他说到了，也做到了，名副其实。

2. 苏东坡的养生法

众人皆知苏东坡是我国北宋时期赫赫有名的一代文豪，他的诗，或自然流利，或气势雄浑；他的词，豪放恢宏。

其实，苏东坡不仅是一位杰出的文学家，而且精通养生之道，他著有《上张安道养生诀论》《续养生论》《问养生》等。这就是尽管苏东坡一生道路坎坷曲折，饱尝艰辛，又为何年过花甲后，仍然精力旺盛，双目炯炯有神的重要原因。

苏东坡习惯用梳发健身，"羽虫贝月争翩翻，我亦散发虚明轩；千梳冷快肌骨醒，风露气人霜蓬根"。意思是：在皎洁的月光下，我在空旷的轩阁上站立，散开长发频频梳理，直梳得头脑十分清醒、筋骨也越来越有力。寒风露气吹到白发根上，精神抖擞，痛快淋漓。茶历来为文人名士所喜爱，对养生颇有研究的苏东坡，对茶叶的作用也有不少独到见解，他在《论茶》中指出："除烦去腻，世固不可无茶。"在牙膏、牙刷尚未问世的古代，他提出了食后用茶漱口的办法，"每食已，以浓茶漱口，烦腻既出，而脾胃不知；肉在齿间，消缩脱去。不烦挑刺。而齿性便若缘此坚密"。将茶叶与口腔卫生联系在一起。

"擦脚"是苏东坡又一重要的健身方法，他每天早晚盘腿坐在床上，双目紧闭，用力按摩脚掌和脚趾，对许多疾病，如贫血、关节炎、糖尿病、周期性偏头痛、阳痿、经痛及肾功能紊乱等都有一定的缓解作用。

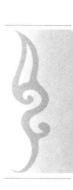

苏东坡对自己的饮食生活有严格要求，曾给自己规定："自今日以往，不过一爵一肉"（一餐不超过一杯酒，一个肉菜），真正实践了"饮食有节"的养生之道。

"达观好动"这是苏东坡极力倡导的。事实上，他也是这样做的。他多次遭贬，辗转流离，还受诬入狱，几被处死，但就是这样境遇中，他一直注意身体的锻炼，保持了达观开朗的情绪。即使在最不得志的时候也不甘寂寞，或泛舟、登山，尽情领略山川古迹风光，积极增强体魄，努力从苦闷中解脱，给自己开拓从内心到外在的开阔世界。他在政事之余，习射放鹰，从事畋猎；他关心平民生活，兴利除弊，在各地任上，尽力为百姓做好事，"苏堤"、"东坡肉"的命名就铭记了他的政绩和人们对他的深情。

3. 陆游养生四法则

陆游不仅是我国历史上一位杰出的诗人，同时又对养生颇有研究。其养生法则有四个方面。

（1）注重饮食宜忌

他在《病起杂言》中说："起居饮食每自省，常若严师畏友在我旁"。这是强调人们吃东西要知道节制，饮食适宜则养人，饮食太过会伤人。又如在《养生》

中说："衣巾视寒暑,饮食节饱饥"。这是主张饥饱适度。陆游食养的另一特色是好食粥,如在《食粥》中云："世人个个学长年,不悟长年在目前;我得宛丘严易法,只将食粥致神仙"。说明药粥能起到延年益寿的作用。

(2)强调吐纳、导引、按摩

吐纳、导引、按摩是陆游常用的方法,如在《春晚》一诗中说："老生要是常谈尔,吐纳传说余闲即按摩;啄吞自笑如孤鹤,导引何妨效五禽"。经数十年寒暑不辍的苦练,陆游的功夫已达极高境界。"两目若有光、夜视如正昼",意思是两目炯炯有神,历历照物。

(3)喜梳头、勤洗脚

梳头、洗脚,看起来是日常生活中的小事,但陆游把此与养生联系起来,每天必做。"觉来忽见天窗白,短发萧萧起自梳"。其梳头之勤,不同一般,时常梳头意义何在?明代焦立云:"冬至夜子时,梳头一千二百次,以赞阳气,经岁五脏流通,名为神仙洗头法。"而经常洗脚,亦大有好处。因脚部有六十多个穴位,又是足三阳经的起始点,故坚持睡前洗脚,有补肾强身之效。

(4)重视情志调摄

陆游认为,能否长寿的关键与是否善于重视情态调摄有关。读书忘忧,堪称颜回第二,陆游就是从读书中获得心理安慰而有益于健康的。他自称"书痴","客来不怕笑书痴","老人民间百念衰,惟好古书心未移。"现代医学研究发现,人在得安慰时,体内可产生一种结构与真吗啡相近的物质——"内生吗啡",从而对人体产生有益的调节作用。陆游又说:"治心无他法,要使百念空",意思是人们要想不得情志病,必须不追求名利等杂念。他生性豁达,即使在穷困潦倒之际,亦浩歌不已。

陆游深明养生之理,并把这一道理应用于养生。种菜、扫地、钓鱼、拂几陆游样样都干,有意思的是,陆游把吟诗也作为养生的一种手段,自然疗法的医学专家认为,吟诗不只是口腔运动,整个机体的多种器官都参与了活动。反复吟诗可使大脑皮质的兴奋与抑制过程得到相对平衡,增强一些有益的激素以及活性物质的分泌,而这些物质能把脑血流量、神经细胞的兴奋调节到最佳状态,十分有益于身心健康。

4. 老子的养生观

众所周知,老子是我国古代道家学派的创始人,但同时他也是中国养生学的始祖。因为中医养生学的三条基本原则"保养精气""顺乎自然""气功修炼"是与他的积极倡导密切相关的。

（1）保养精气

老子认为，人的生命是由于男女交合的性活动产生的，而性活动的产生本源于精，是人体生活的本原；精足，则生命强健；精衰，则生命虚弱。如何保精呢？那就是老子提出的，并为后世医家和养生家所尊崇的恬淡虚无、少思欲的养生思想。《老子》一书中大量地论述了这一重要思想，如："见素抱朴，少思寡欲。"意即要外表单纯，内心质朴，少私心，寡欲念。"祸莫大于不知足，咎莫大于欲得。故知足之足，常足矣。"意即灾祸没有比不知足更大的了。罪过没有比贪得无厌更大的了。所以要学会满足，这是后世知足常乐养生思想的来源。

（2）顺乎自然

老子以"道生一、一生二、二生三、三生万物"这一宇宙万物的整体观的系统观来考察人体生命的长生之道，从而提出了"顺乎自然"这一重要的养生观点。老子认为，宇宙间有四大，而人居其一。人当效法地的柔和安静。地当效法天的淡泊不动，生养万物而无所取获。天当效法道的清静不言，阴行精气，使万物自成也。道性自然，则效法它自己。老子"人法地、地法人、天法道、道法自然"的理论，构成了老子的天道观，这种天道观是专讲天地万物生成变化的原理。顺乎这种变化，就能生长，这就是后世养生家顺乎自然的养生观的理论来源。

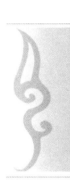

（3）气功修炼

老子非常重视气功养生，为后世丹道养生家所重视。道家所云呼吸吐纳法，其源本于老子。此功法要求：闭口端坐，万念息捐；两目微开，稍见微明；后观其明于玄关（丹田）一窍，此即所谓观其窍也。然后行腹式呼吸时间要长。呼吸间有停闭。常修此功，渐修真气自动地推向经络中去，达到气贯全身的目的。静柔功论，主要体现了老子以静制动、以弱胜强、如静坐功、柔气功及《易筋经》中的内壮功等。老子所说的柔、弱、静，并非消极状态的表现，而是孕育着刚、强、动的积极力量的产生，是外柔内刚，外弱内强，外静内动，是柔中有刚、弱中有强、静中有动，这样方能保持人体生生不息的柔和之气，使生命永远处于运动状态之中，这是使人体获得健康长寿的根本。

第三讲 调阴阳抗衰老

衰老的原因,除与脾胃虚衰,肾气虚衰,五脏虚衰有关外,还与阴阳失调有关。《素问·生气通天论》指出:"自古通天者,生之本,本于阴阳";《素问·阴阳应象大论》也说:"能知七损八益(指阴阳)则二者可调,不知用此,则早衰之节也。"说明阴阳与养生有关,而阴阳失调则与衰老相连,如《灵枢·根结篇》说:"阴阳俱竭、血气皆尽,五脏空虚,筋骨髓枯,老者绝灭,壮老不复矣,"又如《素问·生气通天论》所说:"阴阳离绝,精气乃绝。"均说明阴阳失调将导致衰老,招致死亡。

阴阳既已失调,则应"谨察阴阳所在而调之,以平为期"(《素问·阴阳应象大论》)。而调节阴阳的方法,在一定程度上又与气血、脾胃有关。

一、注意食物的阴阳平衡

中医学认为,食物也有阴阳之说。

凡是能够减轻或消除热证的食物都属于寒性或凉性,如平日经常吃到的肉类中的猪肉、鸭肉,菜类中的菠菜、黄瓜,以及水果类的西瓜和梨等都属于寒性食物。寒性食物、凉性食物皆属于阴。因为阴代表着向下,主静、黑暗、寒冷、内向的一方,属阴的食物可以治疗热证。如西瓜可以治疗暑热症,梨可以滋阴、润燥。与其相反,凡能够减轻或消除寒证的食物则属于温性或热性,如牛肉、鸡肉、羊肉、狗肉、胡萝卜、丁香、生姜、饴糖等。温性食物、热性食物皆属于阳。因为阳代表着向上、主动、光明、炎热、外向的一方,一般属阳的食物可以治疗寒证,如羊肉可以治疗怕冷、手脚冰冷等。

中医学认为,任何疾病无论多复杂,都可以用阴阳来分类,即有的属阴,有的属阳。阳证，就是急速、进行性、功能亢进的疾病，在临床上表现为高热、烦躁、口渴、喜冷饮、大便秘结、小便涩痛。而阴证则是慢性、退行性、功能衰退疾病，在临床上表现为畏寒、手足厥逆、下利清谷、小便失禁、健忘等。在进行饮食治疗时，一定要分清疾病是属阴还是属阳，然后在此基础上选择相应的食物。只有明白了食物的阴阳属性，才会更好地运用饮食来治疗疾病或康复身体。

而饮食治疗的标准是"以平为期"。

《内经》里明确指出，"谨察阴阳所在而调之，以平为期"。这里的"以平为期"即是应用饮食治疗达到的目的。这是因为人体生理活动的正常状态依阴阳变化之动态相对平衡来维持，人体的病理变化的核心是阴阳失调，故饮食治疗的目的是调整不平衡的阴阳，从而使其变化趋于动态平衡。

另外，在饮食调治方面，中医也是主张调和阴阳的，使所用膳食无偏寒、偏热、偏升、偏泻等缺陷。例如，烹调鱼虾、蟹、水族寒性食物总要辅以姜、葱、酒、醋类温补的调料，以防止菜肴性偏寒凉，食后消化不良或胸腹不舒之弊。又如食用韭菜等助阳类菜肴要配以蛋类滋阴之品，以达到阴阳互补之目的。

二、注意"春夏养阳，秋冬养阴"

"春夏养阳，秋冬养阴"是《内经》中提出的一条极其重要养生原则，也是战胜衰老的制胜法宝。

原文出自《素问·四气调神大论》"夫四时阴阳者，万物之根本也，所以圣人春夏养阳，秋冬养阴，以从其根……"

"春夏养阳，秋冬养阴"是顺应四时养生的基本原则。对此诸家有所争论，基本看法是，春夏养生气、养长气，以适应自然界阳气渐生而旺的规律，即所谓养阳。从而为阳气潜藏、阴气充盛打基础，而不应宣泄太过或内寒太甚，而伤阳气；秋冬养收气、养藏气，以适应自然界阴气渐生而旺的规律，即所谓养阴。从而为来年阳气生发打基础，而不应耗伤阴气。但若是阴阳偏盛偏衰之体则应分别对待。如素体阳虚，则要"冬病夏养"。于春夏之时注意养阳气。给予培补，且可食冷食凉，较于冬季病发再用热药效果要好。素体阴虚，则要"夏病冬养"，于秋冬时即以滋补肝肾，多可减轻春夏发病程度。但若属阳旺或阴旺或阳盛体质，则春夏宜寒凉，或秋冬宜温热，即王冰所谓"春食凉，夏食寒，以养于阳；秋食温,冬食热,以养于阴","全阴则阳气不极,全阳则阴气不穷"。

《内经》在谈到人如何才能长寿时,明确指出:"智者之养生……必顺四时而适寒暑"。意思是聪明的人有一条重要养生原则是:必须顺从春夏秋冬阴阳消长的规律,适应寒热温凉气候的变化,也只有这样,人才能够长寿。其原因是天有三阴三阳、六气和五行的变化,人体也有三阴三阳六气和五行的运动。而自然气候的变化关系于阴阳六气和五行的运动,人体的生理活动和病理变化,取决于六经、和五脏之气的协调。因此,认为人体的生命活动与自然变化是同一道理,同时又认为自然界阴阳五行的运动与人体五脏六腑之气的运动是相互收受适应的,这就是"天人一理"、"人身一小天地",以及"天人相应"和"人与天地相参"的"天人一体"观。正如《内经》所说:"人与天地相参也,与日月相应也。"这里的日月,是指日月的运行,也就是天体的活动、气候的变化。

由上可知,人体的生理变化一定要适应自然界的气候环境。人们在不同季节的生理变化、病理变化,就需要相应的饮食原则和方法。

三、阴虚体质的养生

所谓阴虚体质是指阴液不足(组成人体的物质亏损,如血液、津液、阴精虚少)的体质,其体质特点是形体消瘦,面色苍暗或潮红,平素口燥咽干,心里时时烦躁不安,手心、足心经常发热,睡眠少,大便干结,小便黄,不喜欢过春天、夏天,愿喝冷饮,脉搏特点是又细又快,舌质红色,舌苔少。其养生方法如下。

1. 加强精神调养

阴虚体质之人性情急躁,常常心烦易怒,中医学认为,这是阴虚火旺,火扰神明之故。尤其应遵循《黄帝内经》"恬淡虚无"(精神安闲,没有杂念)、"精神内守"(指人体神气要守持于内,不耗散于外)之养神大法。平素要加强自我涵养,自觉地养成遇事冷静、沉着。在生活和工作中,对非原则性问题,少与人争,以减少激怒,要少参加争胜负的文娱活动。

2. 注意环境调摄

由于此种人形多瘦小,而瘦人多火,故常手足心热,口咽干燥,常畏热喜凉,冬寒易过,夏热难受。因此,每逢炎热的夏季,应注意避暑,有条件的应到海边、高山之地旅游。

"秋冬养阴",这是中医学在秋天、冬天养生的一个重要原则,此条原则对阴虚之人尤为重要,这是因为秋季气候干燥,更易伤阴。同时,要注意居室环境应安静,最好住坐北朝南的房子。

3. 饮食调养要遵循保阴潜阳的原则

宜多食芝麻、糯米、蜂蜜、乳品、甘蔗、蔬菜、豆腐、鱼类等清淡又能滋阴的食物,并着意食用沙参粥、百合粥、枸杞粥、桑椹粥、山药粥。经济条件较好者,可食用燕窝、银耳、海参、淡菜、龟肉、鳖肉、冬虫夏草炖老雄鸭等。对于葱、姜、蒜、韭、薤、椒等辛辣燥烈之品则应少吃。

4. 体育锻炼不宜做过激活动

着重调养肝、肾功能,其中太极拳、八段锦、内养操等较为适合。气功宜固精功、保健功、长寿功等,着重咽津功法。

5. 注意药物养生

若阴虚体质之人使用上述各种养生方法效果不明显,就要加强药物养生。可选用滋阴清热、滋养肝肾之品,如女贞子、山茱萸、五味子、旱莲草、麦冬、天冬、黄精、玉竹、玄参、枸杞子、桑椹、龟甲诸药,上述诸药均有滋阴清热之作用。

如中成药六味地黄丸、大补阴丸常为首选。由于阴虚之体质,又有肾阴虚、肝阴虚、肺阴虚等的不同,用药时要随其阴虚部位和程度而调补之。如肺阴虚,宜服百合固金丸;心阴虚,宜服天王补心丸;脾阴虚,宜用慎柔养真汤;肾阴虚,宜服六味地黄丸;肝阴虚,宜服一贯煎。著名已故老中医秦伯未主张长期服用首乌延寿丹,认为此药有不蛮补、不滋腻、不寒凉、不刺激四大优点,服后有食欲增进、睡眠酣适、精神轻松愉快的效果,很值得采用。

四、阳虚体质的养生

所谓阳虚体质是指人体各种功能低下的体质,其体质特点是形体白胖,面色淡白无华,时常倦怠,不耐劳力,动则喘促,平素恶寒喜暖,小便清长,大便时稀,唇淡口和,常自汗出,脉沉乏力,舌淡胖有齿痕,喜过春天、夏天,不喜秋冬。其养生方法如下。

1. 精神调节

此种体质之人,常表现出情绪不佳,如肝阳虚者善恐,心阳虚者善悲。因此,要善于调节自己的情绪,消除或减少不良情绪的影响。

2. 环境调摄

此种人适应寒暑变化之能力差,稍微转凉,即觉冷不可受。因此,在严寒的冬季,要"避寒就温",而在春夏之季,要注意培补阳气,"无厌于日"。有科学家指出,如果能在夏季进行 20～30 次日光浴,每次 15～20 分钟,可大大提高适应冬季严寒气候的能力。因为夏天人体阳气趋向体表,毛孔、腠理开疏,阳虚体质之人切不可在室外露宿,睡眠时不要让电扇直吹;有空调设备的房间,要注意室内外的温差不要过大,同时避免在树荫下、水亭中及过堂风很大的地方久停。若在夏季不注意防寒,只图一时之快,容易造成手足麻木不遂或面瘫等中医所谓的"风痹"病的发生。

3. 要加强体育锻炼

中医学认为"动则生阳",故阳虚体质之人,要加强体育锻炼,春夏秋冬,坚持不懈,每天进行 1～2 次。具体项目因体力强弱而定,如散步、慢跑、太极拳、五禽戏、八段锦、内养操、工间操、球类活动、各种舞蹈活动等。亦可常作日光浴、空气浴,强壮卫阳。

4. 饮食调养

应多食有壮阳作用的食品,如羊肉、狗肉、鹿肉、鸡肉;根据"春夏养阳"的法则,夏日三伏,每伏可食附子粥或羊肉附子汤一次,配合天地阳旺之时,以壮人体之阳,最为有效。

5. 注意药物养生

可选用补阳祛寒、温养脾肾之品。常用药物有鹿茸、海狗肾、蛤蚧、冬虫夏草、巴戟天、淫羊藿、仙茅、肉苁蓉、补骨脂、核桃、杜仲、续断、菟丝子等。成方可选用金匮肾气丸、右归丸或全鹿丸。若偏心阳虚者,用桂枝甘草汤加肉桂常服,虚甚者可加人参;若偏脾阳虚者,选理中丸或附子理中丸。

五、米麦相扶,干稀两便

"米麦相扶,干稀两便"这是我们祖先世代流传的有关饮食的格言。尽管我们每天都按这格言去做去吃,但很少听到有人提了。年轻一代早已不知有这么一说,真可惜啊!

"米麦相扶"已是数千年来饮食经验之积累,形成习惯,变成传统。原因在于这样吃适体养身,吃得舒服,它内蕴利于健康的寒凉、温热,这不仅仅有若干营养成分的调剂作用,还有许多体现为寒凉、温热的成分在起作用。

众所周知,南米北面是中国主食的特征。以前北方视米为杂粮,南方将面作为杂粮。南方人日日吃米,不时地要吃些面食;北方人日日吃面,不时地要吃些米粥。从中国饮食养生的传统观念来看,米类有籼、粳、糯和早、中、晚之别,其温凉虽有不同,总体是偏于寒凉的。小麦面亦有不同种类,总体偏于温热。"米麦相扶",一个寒凉,一个温热,才不至于使体内脏腑之气偏亢,若总食寒凉由于寒冷伤阳,使人机体功能低下;若总食温热,由于温热助阳,使人机体功能偏亢,产生火,产生热。只有米麦相扶,才能使机体阴阳平衡,身体健康。

"干稀两便"。西餐无主食副食之分,故而重汤;中餐分为主食、副食,主食比例大,在于汤之外,还讲究吃些稀的主食。其稀,南方是米粥,北方则为小米粥或面汤。农村对此比较明显。平日两干一稀,或两稀一干;农忙全干,冬闲全稀。人们随着季节变化实际需要而调剂,遂得健康生息。

第四讲　养气调气抗衰老

　　气在人体内部无时无刻不在流动。无病者为正气,有病者为邪气。正气盛则邪气不能干扰,正气虚则病邪随之发生。所以保健要在养气,以增加人体的抵抗力。正气又名真气,《内经》说:"真气者,所受于天,与谷气并而充身者也。"这里所说的所受于天,乃指父母精血的遗传,是属于先天的。谷气是水谷营养之气,是属于后天的。这两种气合并而成真气,灌注脏腑经络,以推动血液的循环,而为营气和卫气,故《内经》又称营气为精气,卫气为悍气。我们要求长寿,除保养先天的胎气外,主要在乎后天营卫二气的协调。故养气实为养生必不可缺少的条件。《素问·四气调神论》中,对于养生、养长,养收,养藏之说,分析极精,都可统属于养气范畴。

　　养气古时称为导引。张志聪说:"导引者,擎手而引欠也。"余谓导引乃气功的起源,有外功、内功两种。通过导引,使全身气脉周流,此为养生家自身锻炼的要术,古时道家常用此术以求长寿。《老子·成象第六》:"谷神不死,是谓玄牝。玄牝之门,是谓天地根。绵绵若存,用之不勤。"河上公注:"谷、养也。人能养神,则不死也……鼻口之门,是乃通天地之元气,所以往来,鼻口呼吸喘息,当绵绵不绝,若可存,复若无有,用气常宽舒,不当急疾勤劳也"。此为练气操作方法。余谓玄牝之门,当指丹田穴而言,即任脉的关元,又可称为命门。《难经·三十六难》:"命门者,诸神精之所舍,原气之所系也。"肾为牝藏,命门在两肾之间,故名玄牝之门,乃先天之本。《老子》所谓"玄牝之门,是谓天地根"。及养生家练习气功,有"意守丹田"之说,即指此也。

　　葛洪著的《抱朴子》,其中在《对俗》篇中写道,"服丹守一,与天相毕,还精胎息,延寿无极。"所谓守一者,即守神专一之意,这样可以长寿。而练气之法,要在还精胎息。还精是把舌下津液咽到腹内,胎息如婴儿呼气,然后可以达到延寿目的。在《至理》篇中又写道："叹（同呼）吸宝华，浴神太清，外除五曜，内守九精，坚玉钥于命门，结北极于黄庭。"是言呼吸新鲜空气，静以养心，沟通任脉与督脉，使气归丹田后，再由尾闾循脊上达巅顶，环身一周，谓之周天。他特别提出胎息之法，如《释滞》篇所说："得胎息者，能不以鼻口嘘吸，如在胞胎之中，则道成矣。初学行气，鼻中引气而闭之，阴以心数至一百二十，乃以口微吐之及引之，皆不欲令己耳闻其气出入之声，常令入多出少，以鸿毛著鼻口之上，吐气而鸿毛不动为候也。渐习转增其心数，久久可以至千，至千则老者更少，日还一日矣。"这是葛洪练习气功的方法。后来巢元方著《诸病源候论》，除列述病证外，附载养生导引之法。孙思邈《千金要方》二十七卷，载有《调气法》，著明要"透皮入肉，至骨至脑，渐渐下入腹中，四肢五脏皆受其润"。这也是延年益寿的要法。

气是维持人体生命的原动力。由于它在人体内的部位不同，因而有多种不同的名称。总的来讲"气"可分为四种：①元气。元气是从胎胞到出生，由母体通过脐带进入体内之气，它是肾阴和肾阳的综合体现。元气所受于先天与水谷之气并而充身，通过三焦流通全身，元气是充养人体内的一种精微物质，元气有推动人体各脏腑组织功能活动的作用，它是维持生命的动力。②宗气。宗气是积于胸中之气，以肺吸入的清气和脾气化的水谷之气综合而成。宗气主管呼吸。③营气。营气主要是由脾胃运化的水谷精微所化生。是与血液同行于脉中之气，营运全身。④卫气。卫气由水谷精微所化生，是人体的阳气部分行于脉外之气，其功能主要是内则涵养脏腑，外温润肌肤、护卫体表、排汗液、恒定体温等。

气能疏通穴位，是推动血液循环的动力，故称"气为血之帅，血为气之母"。

一、话多伤气

李东垣，金代著名医学家，晚年诊务繁忙，感到语言过多，损伤气，以致日渐衰老，于是作《省言箴》以自戒。"气乃神之祖，精乃气之子，气者精神之根蒂也，大矣哉，积气以成精，积精以全神，必清必静，御之以道……巧宜省言而已。"

中医学认为语音出于肺而根于肾，又因心主神志，管理语言的表达，有"言为心声"之说。所以语言过多，既损伤肺肾之气，又耗费心神。因此，中老年人应省语言，可以固护元气，静养心神。

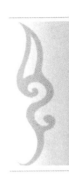

俗话说:"树老根多,人老话多。"老年人的自我控制能力差,遇事喜欢唠叨,而子女们往往不喜欢听唠叨,这样便会造成矛盾,反过来又影响老年人的情绪。因此,对家庭琐事宜省语言,莫唠叨,尽量少干预子女的生活,既利于家庭和睦,又有益于老年人的身心健康。

进食时宜省语言。若进食时谈笑风生,相互嬉闹,容易使食物误入气管或异物进入食管。睡觉前后宜省语言。睡下聊天,会使人精神兴奋,思维活跃,难以成眠。故有"食不言,寝不语"之古训。

中医学主张"大小便时宜闭口勿言",这是因为排便需耗费气力,若再张口讲话,会使正气耗损更多。此外,还有一个重要原因即老年人容易发生便秘,用力排便又会显著增高血压,若再讲话,或因讲话而致心情激动,则血压升高更显著,甚至可诱发脑血管意外。所以,老年人排便时尤需注意,切忌用力过猛,也不要讲话。

省言当然不是禁止语言,该说的话应当说,该发泄时应发泄,不过要适度,以省言为原则。

二、常见的气病类型

1. 气虚

《黄帝内经》中早就指出"百病生于气"。意思是许多疾病的发生都与人体气的运行有关。因此,要养生,必须注意补气。

补气法适用于气虚之人,不是气虚,不能用这种方法。所谓气虚,即气不够用,稍动即喘,经常感到疲倦乏力,少言懒语,食欲缺乏,舌淡苔白,舌边有齿痕,脉虚弱无力。

由于气虚又有心气虚、肺气虚、脾气虚、肾气虚之差别,故在具体使用补气药时,还当分别对待。

(1)怎样补肺气

肺气虚的主要表现是语言低微,呼吸微弱,易感冒,甚至咳声无力。常用的补肺药有以下几种。

黄芪:为重要的补气药,不但能补肺气,全身之气能补益。现代研究证明,黄芪具有健体、强心、降压、保肝、利尿、抗菌、抗病毒及激素样作用。年老气虚之人,常服本品可提高机体的抵抗力,防病健身,延年益寿。代表药膳是归芪蒸鸡,即用炙黄芪100克、当归20克、母鸡1只(约1500克)作原料,再加入绍酒30克、味精3克、胡椒粉3克、食盐3克。具体做法是,将当归、黄芪由鸡的档部装入腹内,腹部向上,摆上葱、姜,注入清汤、加入食盐、绍兴黄酒、胡椒粉,旺火上笼蒸约2小时取出。

黄精:本品能补肺润肺,尤适用于肺虚燥咳之症。可单用本品煎汤或熬膏服,如冰糖黄精汤,用黄精30克,先以冷水泡发,加冰糖50克、用文火煎熬煮1小时,可治肺痨、咳嗽、咯血、低热等。久服本品可预防和治疗肺结核、糖尿病、高血压、动脉硬化、风湿疼痛、病后体虚、贫血等多种病症。现代研究证明,黄精有增强老年人适应环境的能力和心肺功能的作用,可减少老年人细胞的突变,从而起到抗老益寿的作用。常用药膳是黄精30克,粳米50克,同煮作粥,早、晚食之,可补虚疗损,令人强健。

灵芝草:此药既补肺气,又补肾气,适用于肺肾两虚所致的咳嗽、气喘、虚劳等。如灵芝糖浆可治疗咳嗽、气喘;灵芝与人参配伍,可治疗由各种慢性疾患所致的面色萎黄、体倦乏力、短气懒言、两足痿弱等症。久服可防治冠心病、慢性气管炎、高脂血症、支气管哮喘等病,以及各种原因引起的白细胞减少,从而起到延年益寿的作用。

(2)怎样补脾气

脾气虚主要表现为食后脘腹胀满、矢气(放屁)后则舒,四肢无力,大便多有不消化之食物,有时脱肛或子宫下垂,脉虚。常用的补脾药物有以下几种。

大枣:枣为补气佳品,可滋养血脉、强健脾胃。

蜂蜜:本品味道甜美、营养丰富,长期食用蜂蜜可以营养心肌、保护肝脏、降低血压、防止血管硬化,起到减轻病情、增强体质的作用。

人参:本品为补气要药。其食用方法有蒸、煮,或与其他药物同用,近代又盛行"嚼化"法,即每日嚼化少量人参。现代研究证明,人参对人体神经系统、循环系统、内分泌系统、物质代谢、免疫功能均有调节作用,用于防治多种疾病,对老年人有很强的补益作用。每次可服5~10克,但忌饮茶及食萝卜。

(3)怎样补肾气

肾气虚的突出表现是腰酸、周身乏力、手脚不温。常用的饮食调养方法有以下几种。

山药：是一种廉价补品。《食用本草学》记载"可以煮食，或做饭菜，或用点心，都很甘美"。山药每服 10～30 克。凡年老体弱之人常食大有裨益。

栗子：《名医别录》把栗子列为上品之药，认为它有"益气、厚肠胃、补肾气"的作用，老年肾亏、周身乏力，可每日早、晚各吃生栗子 2 枚。

海参：因补益作用类似于人参，故名海参。它是一种高蛋白、低脂肪、低胆固醇的食品，能益肾气、补肾阳、止血消炎，不仅是名菜，而且被视为滋补食品。常食对高血压、冠心病、肝炎病人的气短、乏力有良效。

2. 气陷

气陷即气虚下陷。主要表现为腹部坠胀、胃下垂、脱肛、子宫脱垂等内脏下垂的病症。气陷与脾的关系最为密切，因为脾居中焦，其气主升，脾气受损则升举无力以致气虚下陷。中气下陷，脾胃运化失常，则表现为食少、腹胀、肛坠、泄泻。如《素问·阴阳应象大论》里说："清气在下则生飧泄。"清阳之气应在上，今反在下，即因其衰弱不能升举，以致下陷而飧泄无度也。

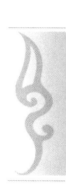

3. 气脱

气脱为大汗、大泻、大失血、精液大泄以及中风、厥证等病情相当严重的一种病理变化。由于气的功能的发挥，有赖于血及津液的正常，当血液或津液大量损耗时，就会发生"气随血脱"或"气随液泄"的病变。气是人体生命活动的根本，气虚几至脱绝，便见气息低微，眩晕昏仆，面色苍白，四肢厥冷，脉微弱，甚至汗出如珠。

4. 气郁

气郁是由于忧思郁怒，情志不舒所致。其病机与肝、心的关系最为密切。中医学认为，肝主疏泄，性喜条达，能疏达气机，发泄壅滞，若忧思郁怒等情志过极，使肝失条达，气机不畅，以致肝气郁结而成为气郁。表现为两胁胀满或窜痛，胸闷不舒，脉沉涩等证。气郁日久，影响及血，以致血循环不畅，脉络阻滞，则成血郁。表现为胸胁刺痛，痛有定处，舌有瘀点或瘀斑等。特别是气郁日久可化火，而成火郁，表现为性情急躁，口苦咽干，目赤耳鸣，大便秘结，舌质红，苔黄,脉弦数等。

5. 气滞

气滞指气的运行不畅,因而在某一脏腑或某些部位产生气机阻滞的病变。在病变的脏腑或部位就会出现胀闷、疼痛等症状。如经络气滞,营卫之气运行失常,表现受阻部位的经络、肌肉、关节胀痛。

6. 气逆

气逆是由于气的升降失常,当降不降,或升发太过所致的病变。临床上以肺、胃、肝的气逆较为多见。若肺气逆,则表现为咳嗽、喘促;胃气逆,可见呃逆、嗳气、恶心、呕吐、反胃等症;肝气逆,可见眩晕,甚至昏厥。

三、劳则耗气

这是《内经素问·举痛论》里的一个告诫,即如果人们劳累过度,可损伤人体正气,正气不足,常感疲劳,而疲劳久之,就会衰老。

这里的"劳",既包括体力又包括脑力,体力过度损伤筋骨,脑力过度,耗伤心血。因此,平素要劳逸结合,不可过劳也不要过逸。

第五讲　避寒祛邪抗衰老

"虚邪贼风、避之有时"这是《内经》中提出的一条极其重要的养生原则,亦是抗衰老的关键措施之一。其主要精神在于说明人们的生存与自然环境息息相关,正如《黄帝内经》中所说的"人以天地之气生、四时之法成"。

环境包括自然环境和社会环境,前者如大气、日光、水分、地质、森林、植被、天文、气象、电离辐射等;后者如社会的经济和政治结构,劳动条件、家庭、文化、教育等。这些环境因素不仅错综复杂,而且处于不断的变化之中。人体借助机体内在调节和控制机制,与各种环境因素保持着相对平衡,表现出机体对环境的适应能力。但是这种适应能力是有限的,当有害的环境因素长期作用于人体,或者超过一定限度,就要危害健康、引起疾病,或者促进早衰,其至造成死亡。不但人是这样,生物也是这样,很多生物古代有,而现代就消失了,就是因为那些生物不能适应由于各种原因变化了的环境而绝了种。关于人的寿命与环境的密切关系,《黄帝内经》里曾明确指出:"高者其气寿,下者其气夭。"高是指空气清新,气候寒冷的高山地区;下是指平原地区。因为"高者气寒",植物生长缓慢,生长期长,寿命也就长;而"下者气热",植物生长较快,寿命就相应短促。这可以从马赛人与爱斯基摩人的对照中得到印证,爱斯基摩人生活在世界上最寒冷的地区,长年奔波在冰川雪地,饮食以肉为主,但他们的血脂却不高,年过50岁还具有青春期的面容和活力。而生活在非洲的马赛人虽然其生活方式(游牧生活)及饮食结构与爱斯基摩人很相似,但是他们的平均寿命却很短,属于当前世界寿命较低的民族之一。我国第三次人口普查的具体数字也证实了以上的结论,地处高寒山区的新疆、西藏、青海,无论是人群中百岁老人的比例,还是老年人口的长寿水平,都要高于国内其他地区。全国年龄最大的老寿星,一百三十多岁的库尔班亚克就生活在新疆塔里木河流域的新河县。

前面所论环境是指地理环境,但在《内经》中更看重自然环境,尤其是气候对人体的影响提出了"六淫所伤"是导致人体衰老的关键。《内经》认为,人与自然相应,自然界的变化不仅与人体生理功能改变有关,在一定条件下,还影响病理过程的发生发展。只有自然界的四时六气按一定的规律变化,方不致害。但当气候发生反常变化(如春应温而反寒、冬应寒而反温等),超过了人体所能适应的范围,或人体由于某种原因而抵抗力下降,不能适应气候的变化,都可以引起疾病。因此,六淫是重要的致病因素。对于四时不正之气、六淫疫疠之气,必须及时防御以免不利气候对人体健康的不利影响。故《黄帝内经》指出:"虚邪贼风,避之有时","智者之养生也必顺四时而适寒暑"。否则,疾病丛生,衰老提前发生。

一、风者,百病之长也

中医学认为"风者,百病之长也",意思是风邪是许多疾病发生的重要因素,既可单独侵袭人体而发病,又可兼夹其他邪气侵袭人体而致病,如风寒、风湿、风热等。因此,风病之病种较多而复杂。同时,风气又常为外感染病之先导,故《黄帝内经》说:"风者,百病之始也"。即诸多疾病的产生都与风有关。也正因为"风邪"是很重要的因素,故中医养生学明确指出"虚邪贼风,避之有时",是说自然界的风邪要及时躲避,而不要冒犯,这是中医学里的一条重要原则,尤适用于儿童。

中医学认为,儿童的体质特点是脏腑娇嫩,形气未充,小儿时期的机体与生理功能均未成熟完善,因此,小儿"卫外不固",不能抵御自然界的风邪侵袭。那么,人们怎样避免风邪致病呢?

1. 春天尤当防风

这是因为,风为春季之生气。在春天,风邪最易侵犯人体,初春时节正是由寒转暖的时候,温热毒邪开始活动起来,如果平时身体虚弱,抗病能力较差,不能适应气候的变化,就会感受风热外邪而发生风温病。中医所说的风温,包括现代医学所说的流行性病毒感冒等病。根据民间经验,可以在住宅内放置一些薄荷油,任其慢慢挥发,以净化空气而达到预防的效果。人们要尽量不去或少去人多、空气污浊的公共场所。同时,也要注意居室内空气清新流通。人们在衣着上要注意捂一捂,因为春季风气当令,气候变化较大,极易出现乍暖乍寒的情况,加之人体的皮肤腠理已开始变得疏松,对寒邪的抵抗能力有所减弱,故人体在春季更易受到风寒之邪的侵袭,所以春天应当"捂一捂"。

2. 要警惕过堂风

因为此风迅疾、猛烈,最易使人致病,故人们不宜在过堂风中久留,更不能在此处睡眠。现代科学认为,室内的空气流通以不大于 1 米/秒为宜。

3. 要注意汗出后及时穿衣

因为汗出后,皮肤腠理疏松,风邪容易通过疏松的皮肤侵入人体,从而致病。人们运动后应及时穿衣,若衣服湿了,应及时更换。此外,洗澡后也要及时穿衣并避免到风大的地方去。

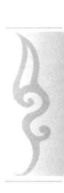

4. 不要长时间吹电扇

不宜久吹电扇,更不能直吹睡觉,也不宜出汗后对着电扇直吹。

此外,夏季人们不要在树荫下、水亭中、过道里、凉台上乘凉时间太长。因为夏季暑热外蒸,汗液大泄,毛孔开放,机体最易受风寒湿邪侵袭,很容易引起手足麻木不遂、面瘫等病。所以,人们一定要注意防"风邪"。但中医学又认为"正气存内,邪不可干",故儿童还必须在预防的基础上,增强体质,这样才能真正有效地避免"风邪"的侵袭。

二、虚邪贼风,避之有时

此养生名言出自《黄帝内经》,意思是对于自然界能使人致病的风邪,要及时躲避。

中医学认为,风,寒、暑、湿、燥、火是使人致病的六种淫邪,而风为六淫之首。其性善行而数变,四季皆能伤人。人体许多疾病的发生,都与风有着密切的联系。例如,人们常患的伤风感冒,就是被风所伤而致。人体受了风寒之邪,会使气管炎、胃痛等病发作或加重;如果风邪与寒邪一同阻于经络、关节、肌肉之间,则会形成痹证,使人患上腰腿痛,歪嘴风(面神经麻痹症)的发生也与风邪有很大的关系。所以中医称风为百病之长。

邪之所凑,其气必虚。风对老年人来说,危害更大。因为老年人身衰体弱,极易受到侵袭。特别是老人入睡后,腠理疏开,对环境变化的适应能力显著下降,稍有不慎,就会因风致病。

吹风致病还可能引发不少严重的后果,即使是普通的伤风感冒,也常会诱发呼吸道、心脑血等系统的疾病。一场由感冒引起的肺炎,可能会夺去一位平素健康的老人的生命,因而切不可等闲视之。

在我国,人们很早就认识到避风的重要性。早在金末元初,山东登州道士兼养生家丘处机,在其著作《摄生消息论》中,就告诫人们不要贪凉吹风,并提出避风如避箭的养生经验。唐代名医孙思邈在其著作《千金方》中提出"不要当风而立"的观点。多年来,很多长寿老人在总结自己的经验时,都把避风防凉作为重要的养生方法。如我国现代著名武术家王子平先生,享年92岁。他生前常告诫家人和朋友,不仅要避开飞沙走石的大风,还要当心平时不太引起人注意的穿堂风、门隙风、顶门风、脚底风、脑后风等,并提醒人们,不要汗出当风,即不要在出汗后立即脱衣吹风。

为保护身体健康,少生疾病。中老年人在日常生活中,随时都须避风驱害,做到"虚邪贼风,避之有时"。

三、春捂秋冻

中国有一句养生谚语"春捂秋冻"。说的是早春季节不要急忙把棉衣脱掉,以免遇上刮风下雨,感受风寒;初秋来临,气候刚冷,也不要一下子穿得太多,以免气候乍冷乍暖,反而容易受凉。

初春季节,气候处在转季之时,气温多变,忽冷忽热。因此要特别注意衣着的适宜,使机体对寒热转变有一个积极的适应性调节。一般来说,初春时常有寒冷气候的反复,衣服要渐渐减少,穿着宜偏暖些。但对调节能力较差的小孩、老人或身体较弱者来说,其衣着不宜单纯地"春捂",而要根据气候寒热的变化,随时添减。

秋季凉而不寒,不妨经受一番锻炼。如果早着裘棉,穿了就脱不下。随着寒冷的加剧,会越穿越多,御寒能力就会越来越差。坚持冬泳的人为什么样那么耐冻呢?原因就在他们从夏秋开始锻炼,体质逐渐增强,以致冬天毫不怕冷。所以,"秋冻"是一种积极有效的健身方法,也是古今养生家十分强调的养生方法。所谓"秋冻",就是"秋不忙添衣",有意识地让机体"冻一冻"。这样可避免多穿衣身热出汗,阴津耗损,阳气外泄,以顺应秋天阴精内蓄、阳气内养的养生需要。

四、冬不欲极温,夏不欲过凉

在漫长的冬季,为了躲避严寒的侵袭,人们往往喜欢穿起厚厚的棉衣或皮裘,拥坐在炉火旁边。喜欢吃热气腾腾的饭菜,喝热粥、热汤。一些上了年纪的人会经常喝点酒。这些,在冬季看来是必要的,但是却使体内积蓄了较多的郁热或热疾。到了冬季,郁热被风气所鼓动,就会向外发散,人们就会出现相应的病患。轻则导致头昏、身体烦闷、胸满、咳嗽、痰多、四肢重滞,重则形成温病,甚至侵害内脏。

古人提出"冬不欲极温",即在冬天,不要吃太多热量极高的食物,也不要穿着得太温暖,否则会上火,尤其是引起春天的病变。

"阴居以避暑",古代养生家又总结出"夏不欲过凉"。"眠不动扇""不可坐卧星下""盛夏夜卧,亦必着单"等,这是很重要的。《养老奉亲书》说:"盛夏之月,最难治摄,阴气内伏,暑毒外蒸,纵意当风,任性食冷,故人多暴泄之患,惟是老人尤宜保护,若檐下过道,穿隙破窗,皆不可纳凉。此为贼风,中人暴毒。宜居虚堂净室,水次木阴,洁净之处,自有清凉。"

夏季肠胃道供血较少,大量食冷饮引起生理功能紊乱,影响食物的消化吸收,进而造成腹痛、腹泻等症。因此,对冷饮要适量控制,且不可过饮伤身。俗话说:"天时虽热,不可贪凉,瓜果虽美,不可多食。"老年人脾胃虚弱,尤其要防止过食生冷,如瓜果、冷饮、冰水、凉菜等均须慎食。年老体衰更要注意少吃生冷,正如《混俗颐生录》指出:"但腹中常暖,诸疾皆不能作"。

五、长夏防湿

中医称夏末秋初为长夏时期,其气候特点是多湿,所以《理虚元鉴》特别告诚说："长夏防湿"。因该季节多雨潮湿,水气上升,空气中湿度最大,加之或因外伤雾露,或因汗出粘衣,或因涉水淋雨,或因居处潮湿,以至感受湿邪而发病者最多。现代科学研究证实,当热环境中空气相对湿度较大时,有碍于机体蒸发散热,而高温条件下蒸发是人体的主要散热形式。空气中大量水分使机体难以通过水分蒸发而保持产热的平衡,出现体温调节障碍,常常表现出胸闷、心悸、精神萎靡、全身乏力。长夏防湿,主要应做到以下几点。

1. 居住环境避免潮湿

《黄帝内经》提出"伤于湿者,下先受之"。意思是湿邪伤人,最容易伤人下部。这是因为湿的形成往往与地的湿气上蒸有关,故其伤人也多从下部开始,如常见的下肢溃疡、湿性脚气、妇女带下、下肢关节疼痛等,往往都与湿邪有关。因此,在长夏季节,居室一定要避免潮湿,尽可能做到空气流通,清爽、干燥。

2. 饮食清淡,易于消化

中医学认为,湿为阴邪,易伤阳气。因为人体后天之本——脾喜燥而恶湿,所以,长夏季节湿邪最易伤脾。一旦脾阳为湿邪所遏,则可导致脾气不能正常运化而气机不畅,可见脘腹胀满、食欲缺乏、大便稀溏、四肢不温、口甜苔腻脉濡等症。若影响到脾气升降失司,还能出现水液潴留,常见水肿形成、目下呈卧蚕状,也可见到下肢肿胀。因此,长夏季节最好少吃油腻食物,多吃清淡易于消化的食物,如著名养生家丘处机所说:"温暖,不令人大饱,时时进之……其于肥腻当戒。"这里还指出,饮食也不应过凉,因为寒凉饮食最能伤脾的阳气,造成脾阳不足。此外,由于消化功能减弱,一定要把好"病从口入"这一关,不吃腐烂变质的食物,不喝生水,生吃瓜果蔬菜一定要洗干净,应多食清热利湿的食物,使体内湿热之邪从小便排出。常用清热利湿的食物以绿豆粥、荷叶粥、红小豆粥最为理想。

3. 避免外感湿邪

由于长夏阴雨连绵,人们极易感受外来湿邪的侵袭。出现头重如裹、倦怠、身重、嗜睡等症,严重者还能伤及脾阳,造成呕吐腹泻、脘腹冷痛、大便稀溏。因此,长夏一定要避免湿邪侵袭,做到外出带伞、及时避雨。若涉水淋雨,回家后要立即服用姜糖水。有头重、身热不扬等症状者,可服藿香正气水等。此外,由于天气闷热,阴雨连绵,空气潮湿,衣物极易返潮,甚至发霉,人也会感到不适。穿着返潮的衣物,容易感冒或诱发关节疼痛,因此,衣服要经常晒一晒。

总之,根据中医学"春夏养阳"的原则,长夏防湿的关键在于保养人体阳气。只有阳气充足,方不易侵犯。

六、金秋防"秋乏"

一到秋天,人为什么会感到倦乏呢?

从生理学的角度来讲,秋乏产生的原因与夏季气候环境对人的影响有关。盛夏季节,天气炎热,持续的高温使机体产生了一系列的生理变化。如大量出汗导致体内水盐代谢失调;胃液分泌减少,胃肠功能减弱,食欲缺乏;神经系统兴奋性增高,新陈代谢加速。人们在夏天由于缺乏充足的睡眠和足够的营养,从而使过度消耗的能量得不到及时补偿,结果对身体欠下一笔"夏债"。进入九月以后,随着天气转凉,日照时间逐日偏短,人体各系统也相应发生了变化,如出汗减少,水盐代谢恢复平衡,消化功能相对稳定。这时机体进入了一个生理性的调整阶段。此外,秋夜凉爽宜人,最易使人入睡,清晨醒后还想睡下去,大有倦乏之感。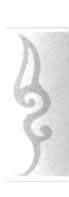

秋乏是补偿盛夏带给人体超常消耗的保护性反应,也是机体在秋季的气候环境中得以恢复体力的保护性措施。当然,不能把秋乏单纯理解为多吃多睡,而应该采取积极的对策;一方面要加强营养,注意劳逸结合,使机体得以休整;另一方面要加强体育锻炼,以使身体适应寒来暑往的气候变化。

七、冬季戴帽,如同穿棉袄

俗话说:"冬季戴棉帽,如同穿棉袄"。我国传统中医认为,进入冬季,老年人需要特别注意对头颈部位进行重点保护,因为头颈为"诸阳之会",保暖不当会引起全身不适。现代医学认为,头颈部接近心脏,血流量大,向外发散热量多,保暖不及时,易诱发脑卒中等严重的问题。一般老年人都比较注意冬季戴好帽子,但是用围巾护颈的意识就没那么强了,所以有必要在这里提醒一下。

　　老人冬季戴好围巾,好处有三:一是能预防感冒和颈肩部疾病。颈部是人体的"要塞"。研究证明,当受冷患感冒、咽喉炎时,除鼻咽黏膜易发生局部小血管炎症,使血管功能紊乱、血流淤滞外,还会引起颈后部、肩胛区疼痛。有的还会产生肌肉组织的纤维化,使血液循环更加闭塞,出现头痛、头晕、反复落枕等问题。二是能消除脑疲劳、补充脑组织代谢时产生的消耗。颈部受寒冷的刺激,会使头颈部血管继续收缩。这种刺激长期持续,对高血压、心血管病、失眠症的形成都有一定影响。三是可以预防颈椎病。松紧适宜的围巾能将老人的颈部固定住,不会出现因动作过于剧烈而伤害颈椎的状况。

　　不过,老人戴围巾不要连脖子、嘴一块儿捂住,否则围巾上脱落的纤维、灰尘会进入体内,侵害呼吸道。除了白天要在颈部围围巾外,晚上可以用热水袋做颈部热敷。

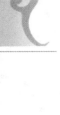

第六讲 补髓养髓抗衰老

随着科学技术的飞速发展,人们逐渐从繁重的体力劳动中解放出来,更多地从事脑力劳动,这个趋向对人体健康长寿的影响,也越来越引起人们的关注。怎样保护大脑、防止脑功能衰退就显得非常重要。

如何防止脑衰老,早在《黄帝内经》中就有明确记载,原文指出"脑为髓之海。"意思是说在脑是人体精髓汇聚的地方,大脑的功能如何,完全取决于脑髓的多少,如果脑髓不足而会产生"脑转"之症状,脑转即头晕。所以,《内经》认为防止脑功能衰退最有效的就是要及时补髓养髓。

一、"精生髓",补精即生髓

能补精生髓的中药主要如下。

1. 熟地黄

为玄参科植物地黄的根茎经加工蒸晒而成。功能滋肾、补血、延年。此药历来被视为中医抗衰老延寿的重要植物药。精是人体生命活动的物质基础,衰老是精亏所致,熟地黄填精滋阴,故可却病延年。可用于多种老年病的预防和治疗,如冠心病、动脉硬化症、糖尿病、脑血管病、肝硬化、肾功能不全等,如熟地黄、天冬为末,炼蜜为丸,久服白发变黑,延年益寿。凡老年男子多阴虚,宜用熟地黄。每服 10～30 克,可入丸、汤、膏剂,并可浸酒。但本品滋腻,凡脾胃虚弱,腹胀便溏及痰多、气滞者慎用。

2. 蛤士蟆油

此属高级强壮滋补品,它是雌性蛤士蟆的干燥输卵管。它具有补肾益精,滋肺养阴的功效。对于体虚乏力、神经衰弱、精力不足、肺虚咳嗽及其他消耗性疾病,有很好的补益和治疗效果。其一般吃法是:将蛤士蟆油 3～6 克用清水一碗,泡一夜,翌日加冰糖适量炖服;或与白木耳一起蒸服。但本品对于胃脘满闷、食欲缺乏、痰多、苔厚腻者忌用。

3. 核桃

核桃又称胡桃,西汉时张骞自西域带回后传遍全国,其果实营养丰富而味美。据科学家测定,每千克核桃仁相当于 5 千克鸡蛋或 9 千克鲜牛奶的营养价值。每 100 克核桃仁可产生 670 千卡热量,是同等质量所产生热量的 1 倍。

核桃药用价值较高,据《本草纲目》记载,核桃味甘性平,能补气益血,润燥化痰,温补肾肺,定喘。经常吃核桃能滋养血脉、增进食欲、乌须黑发,而且还能医治性功能减退、神经衰弱、记忆衰退等疾患,所以民间有"常食核桃油,白发老翁戏牦牛"之谚语。核桃食品对各种年龄段的人都有滋补养生的功能。孕妇多吃有利于胎儿的骨骼发育;儿童常吃有利于生长发育、增强记忆、保护视力;青年人常吃可使身体健美、肌肤光润;中老年人常吃,可保心养肺、益智延寿。

核桃中含有的亚油酸、亚麻酸及多种微量元素,都是脑组织细胞结构脂肪的良好来源。充足的亚油酸和亚麻酸能排出血管壁内新陈代谢产生的杂质,使血液净化,为大脑提供新鲜血液,从而提高脑的生理功能。人们若能经常摄入核桃食品,便可起到降低血液中胆固醇的作用。同时,核桃还富含钙、磷、铁、钾、镁、锌、锰等矿物质及多种维生素,常食不仅有健脑的作用,同时还有预防高血压、心脑血管等疾病的功效。

4. 鳖甲

即甲鱼,味咸,微寒,能滋阴清热、平肝息风、软坚散结,适用于阴虚发热、骨蒸盗汗、梦泄遗精、吐血衄血、妇人漏下等病症。实验证明,本品有调节免疫功能,提高淋巴细胞转化率,延长抗体存在时间,促进骨髓造血功能,保护肾上腺皮质功能,延长寿命的作用。每服 10～30 克,可入汤、丸、散剂,但脾胃阳衰、食少便溏者及孕妇忌用。

二、以 脑 补 脑

中医学有"吃啥补啥"的说法,如下所述。

猪脑有补骨髓、益虚劳、滋肾补脑作用。主治眩晕、偏正头风、神经衰弱等,与枸杞子、天麻、肉苁蓉等同用,作用更佳。羊脑不仅可补脑益髓,还可治风寒入脑,尤适合于头痛久治不愈者,但含胆固醇较多。牛脑则可治头风眩晕。

此外,尚有一些补法,如羊骨能强筋健骨,猪膀胱化气止遗等,皆属以脏补脏。俗语说得好:"药补不如食补。"食疗不仅无药物的偏颇,而且味美可口,不妨一试。

三、清除大脑疲劳法

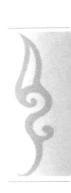

1. 静坐法

平稳地落座,全身自然放松、瞑目、静思而不受干扰,达到忘我境界,用 2 分钟调节呼吸,可不出声地数一、二、三、四、五……此法可进行 5 分钟。

2. 击弹法

两手掩耳,以两手掌心按住两个耳孔,五指自然斜向上按住后头骨,以食指压中指轻弹后脑部,有"咚咚"声,用此法弹击 20 次。

3. 点穴法

取站立或端坐姿势,以拇指或中指分别对印堂、前顶、后顶、百会、风池、太阳、合谷数穴揉、压、捏,每穴反复 18～36 次。

4. 转移法

伏案工作或思考问题 1～2 小时后,要自左向右转运头颈 5 次,再自右向左转 5 次,此法可使精力充沛,记忆力增加。

5. 放松法

用脑时间稍久,可离案于室内或室外做些四肢伸展、摇动躯体、前俯后仰、慢跑散步、深呼吸等放松性体操活动。

6. 梳理法

每天用清洁、软硬适度的梳子,轻柔地梳发 100 次。

四、清除有害于脑的因素才能防脑衰

怎样保护大脑? 这是人们非常关心的问题,对于知识分子来说,更是如此。保护大脑要旨有二,一是健脑;二是要消除有害于脑的各种不良因素。

1. 避免噪声的干扰

因为噪声能引起头晕、头痛、耳鸣、失眠、记忆力减退、情绪压抑、血压波动等症状,强烈的噪声还会使人精神错乱、休克,甚至死亡。因此,防止噪声的干扰,是保护环境安静、保证脑的工作效率的重要措施之一。

2. 减少酒精的刺激

众所周知,大量饮烈性酒对脑的活动肯定有影响。一次饮用大量烈性酒,会引起急性酒精中毒,即醉酒状态。表现为先兴奋,后抑制,严重的可因呼吸中枢麻痹而致死。若是慢性饮酒成瘾,对神经系统也能造成极大的危害,可出现手指颤抖、智力减退、记忆缺损,最终变成痴呆。因此,脑力劳动者一定要少饮酒,尤其不要喝烈性酒。但有一些不含酒精的纯天然果汁酒,或其他天然饮料,喝了不但无损于脑,还能有一定的补益作用。

3. 防止水和空气的污染

因为饮用了被污染的水便能引起中毒,如步态不稳、手指震颤、视力下降,这些都清楚地表明,大脑的神经受到严重损害。因此,不喝被污染了的水,是保持用脑卫生的重要一环。平时常喝矿泉水,有益于脑,值得提倡。

同样,污染了的空气也有损于脑的功能。空气污染最常见的有烟尘、硫化氢、二氧化硫、一氧化碳、光化学烟雾等,这些有毒气体散在大气中,多半无臭无味,若人吸入过多,就会产生慢性中毒症状,造成脑组织缺氧,以致注意力不能集中、记忆力大大减弱、嗜睡等脑功能下降的情况。因此,脑力劳动者应常到空气新鲜的环境中去工作、学习、休养。森林、山地、海滨空气清新,空气中的负离子含量极高,有条件的可常去,这对健脑大有益处。

4. 降低烟的侵袭

几乎所有的人都知道吸烟对人体健康有害,对脑保健亦无好处,可许多人都在吸烟,而且用脑越厉害吸烟越凶。因此,我们必须大喝一声,应当立即大大降低烟对大脑的侵袭。不少人认为,吸烟可以"提精神"、"帮助思考"。实际上,大量吸烟虽可提高脑的兴奋性,但却使脑的兴奋和抑制过程发生紊乱。大量吸烟使大脑抑制,出现神经过敏、记忆力减退、手指颤抖、精神恍惚、工作效率降低等症状。因此,为了您和您周围人的健康,最好不吸或少吸烟,只要有毅力,戒烟是一定能办到的。

五、补充健脑营养素

钙和磷是神经细胞不可缺少的元素,缺少时将发生神经过敏、失眠、焦躁和痉挛症。镁是保持良好记忆所必需的元素。含上述元素的食物有坚果仁、奶、蛋、鲜鱼、动物内脏及海产品。

六、健脑药物

脑力劳动者在繁忙的工作之余,宜常服健脑药物。如人参制剂对健忘、头晕、神经衰弱症等有神奇疗效,还可用于纠正用脑过度产生的低血压、低血糖、心肌营养不良、心绞痛等病症,尚可防治老年人反应迟钝、记忆力减退的老年痴呆症。人参具有益气通脉、开心益智、还精补脑之功,但高血压者不宜服用。此外,健脑方亦有效:核桃仁1000克,龙眼肉500克,蜂蜜2000克,前2味捣碎,加入蜂蜜拌匀密封保存,每次服50克,每日2次。

脑力劳动者通过运动、按摩和气功可以达到舒筋活络,调畅气机的目的,从而防止各种骨关节病、心脏病、脑病等的发生。

七、"用则进,废则退"

要防止脑功能衰退,最好的办法是勤用脑。懒于用脑,久而久之就会出现脑功能的衰退。"用进废退"是自然界的普遍法则。生物体中任何组织、器官、系统,都是愈用愈发达,不用则退化,人的大脑同样如此。用脑越勤,大脑各种神经细胞之间的联系越多,形成的条件反射也越多。

"生命在于运动",对于"脑力劳动"来说,也是如此。实践证明脑力劳动是保证人体健康长寿至关重要的一个方面。日本科学家曾对 200 名 20-70 岁的人做了试验,发现勤于用脑的人,即使到了 60 岁,思维仍然敏捷;而那些不肯动脑的人,那些年纪不大就自以为接受新知识已经为时过晚的人,即使年龄才三十几岁,但思维已经变得迟钝。我国科学工作者曾对秦汉以来到新中国成立前 3088 位科学家、艺术家、文学家和思想家的寿命进行了统计,结果得出平均寿命是 65.18 岁,这个数字比新中国成立前我国人口平均寿命(35 岁)要高得多,接近于我国 1983 年人口普查统计时男性平均寿命。著名历史学家司马迁就说过,精神不用则废,用之则振,振则生,生则足。勤于学习思考,大脑就会至老不衰。老年生理学家约翰·摩西博士亦说:"活动可以减缓血管老化和硬化过程。但一般人们不把学习同活动联系起来。其实,学习是一种涉及全身的活动,特别是视觉、听觉及其他感觉,还涉及反射一种被我们称为意向的活动。

八、合 理 用 脑

虽然勤用脑,能防止大脑功能衰退,但亦不可过度。就像一台机器一样,如果不注意保养,只是一味地加大油门,开足马力,拼命运转,必然磨损过度,终致提前报废。

一个人如果做某件工作或思考时间过长,就会使有关的神经元通路网络刺激过度,容易产生疲劳感。解决的方法就是休息。休息的办法有两种:一种是安静的休息,使整个脑彻底休息,进入睡眠或闭目养神,在过度疲劳的情况下,这种休息是有益的。另一种是活动性休息,即参加文体活动,使大脑的不同的神经元通路网络轮流兴奋和开放,从而使疲劳的那部分得到休息,这是比较积极的休息,因为文体活动不仅可以消除脑的疲劳,还能加强心血管的功能,促进血液循环,提高机体的免疫力,这些不是睡眠或闭目养神所能代替的。对于中年人来说,一般在经过一个半小时的脑力活动后,就应当有段休息时间。一些人在工作之余,听听音乐,或下下棋,便会觉得心情舒畅,忘掉一天紧张工作的疲劳感,而且也不再想一些烦恼的事。这是一种很好的休息方式。

九、积极参加体育锻炼

《吕氏春秋》里说:"流水不腐,户枢不蠹,动也。形气亦然,形不动则精不流,精不流则气郁。"这里,用流水和户枢为例,说明运动的益处。同时,从形、气的关系上指出了不运动的危害,即"形不动则精不流",就是说不参加运动,就会导致气血瘀滞,不能濡润人体五脏六腑。

　　体育活动对知识分子来说,具有特殊的意义。因为运动是保护大脑最积极、最有效的办法。运动可使大脑皮质的兴奋和抑制得到调节,使神经细胞的疲劳获得缓解,加强神经系统的稳定性和灵活性。此外,运动时血液循环加快,呼吸变快加深,肺部能几倍或几十倍地增加呼吸量,供给大脑足够的氧气、蛋白质、糖类等。新陈代谢的废物如尿酸、尿素及二氧化碳等被迅速排出体外。这样大脑、内脏各器官就像机器经过检修加油一样,功能加强,工作能力得到提高。所以,每天有两三次 15 分钟的活动,对保护大脑是极为有利的。在选择体育运动项目时,养生家与瑜伽爱好者都认为倒立可以有效地增加脑血流量,迅速消除耳鸣、眼花及脑缺氧状态;倒行则活动背部的肌肉韧带、调节脊神经功能,可以有效地防治脑力劳动者的常见病,如颈椎病、腰腿关节病、肩周炎等。

十、注意睡眠

　　睡眠可以帮助消除疲劳,还清一日身体活动中的"氧债",调节各种生理功能,稳定神经系统的平衡,是生命之中重要的一个环节。

　　所以,良好的睡眠有利于保障健康,使人延年益寿。如果有谁想用缩短睡眠来增加时间,那是得不偿失的。睡眠好,对于知识分子来说具有特殊意义。长期睡眠不足,对健康的损害首先表现在神经系统过度疲劳,以至可能发生神经衰弱、脑力劳动效率降低、精力不足、记忆力减退,出现头昏脑涨、眼花耳鸣、全身乏力。轻者可以恢复,严重者还影响心血管系统、呼吸系统、消化系统的功能,进而导致器质性病变或早衰。这说明足量的睡眠是维护健康所必不可少的手段。

十一、防止脑衰,必须控制血压

国内学者最近的一项实验研究表明,高血压不仅会导致心脑血管疾病,还可以促进脑衰老。

研究人员对 8 个月龄的纯种系易卒中型高血压大鼠进行研究,并以同龄非高血压大鼠作对照,结果发现,高血压大鼠脑神经细胞核附近有较多脂褐素颗粒,且颗粒较大。在皮质、胼胝体、海马及乳头体区的小动脉和小静脉附近,可见到成堆的脂褐素;而非高血压大鼠则仅在神经细胞内见到少量较小的脂褐素颗粒。历来认为,随年龄增长,神经细胞内的脂褐素颗粒逐渐增加,这是脑衰老的可靠指标。长期血压增高使血管内皮增生,管腔狭窄或闭塞,脑细胞长期处于缺血、缺氧状态,从而促进脑细胞衰老。

上述研究成果提示,积极控制高血压是延缓脑衰老的重要措施。所有高血压患者,应坚持服降压药,定期测血压,把血压控制在基本正常范围内;一般轻、中度高血压,宜选一种降压药,从小剂量开始逐渐增大剂量,达到降压后再逐步改为维持量;膳食结构,宜进食少盐、低胆固醇食品;控制体重在标准体重±10％左右,戒烟少饮酒等也不容忽视。

第七讲　健脾和胃抗衰老

> 谷不入,半日则气衰,一日则气少矣。
>
> ——《素问·平人气象论》

这里的气衰,即指人体正气不足所呈现的衰老状态,若一天不吃饭,那么人体会感到明显的真元之气不足,疲劳乏力,懒言,而这种症状的出现是由于人体的后天之本——脾胃不能运化水谷精微。

脾胃为后天之本,水谷皆入胃,五脏六腑皆禀气于胃。若脾胃虚衰,饮食水谷不能被消化吸收,人体所需要营养得不到及时补充,便会影响机体健康。从而加速衰老,甚至导致死亡。《内经》明确指出阳明为多气多血之经。而"阳明脉衰,面始焦,发始堕"是衰老的开始表现。

脾胃属土,为一身气机升降之中枢,脾胃健运,能使心肺之阳降,肝肾之阴升,而成天地交泰。若脾胃虚损,五脏之间升降失常,就会产生一系列的病变,从而影响健康长寿。

一、有胃气则生,无胃气则死

在中医学中,胃气是脾胃功能的总称,而脾胃是人体最重要的器官之一,是气血生化之源。人体的生长发育,维持生命的一切营养物质都要靠脾胃供给。若脾胃功能减弱,则人体的生长发育、新陈代谢就会受到严重影响。所以,古代养生家特别强调"胃气"的重要性。我国古代最著名的医学家华佗曾说"胃者,人之根本;胃气壮,五脏六腑皆壮也……"。《内经》说"人无胃气曰逆,逆者死"。

总之,要养生,要延年益寿,必须保养胃气。

中医学认为,人的疾病、寿夭与脏腑功能的关系非常密切。正如《灵枢》指出"五脏坚固,血脉和调……六腑化谷,津液布扬,各如其常,故能长久"。可见"脏腑坚固"是防病治病、养生长寿的必要条件。

脾胃系统的疾病是一类常见病、多发病,尤其在广大农村,患病率较高,对广大劳动人民的身心健康影响较大。中医学所说的脾胃病,包括了现代医学的多种疾病,如急慢性胃炎、急慢性肠炎、胃及十二指肠壶腹溃疡、胃神经症、肠结核、胃肠功能紊乱、消化不良、胃癌以及某些肝、胆、胰系统的疾病。

在五脏六腑中,脾与胃相表里,被称之为后天之本,是气血生化之源,维持生命活动的一切物质都必须依靠脾胃供给。《养老奉亲书》认为"脾胃者,五脏之宗也""安谷则昌,绝谷则亡""有胃气则生,无胃气则死""脾胃虚则百病生",古人的这些论述充分地体现了脾胃功能的重要性,及其与人体生命活动的密切关系。

由此不难看出,调理脾胃就成为防病治病、养生保健、延年益寿的主要措施之一,即所谓"善治病者,唯在调和脾胃"。

二、四季脾旺不受邪

《金匮要略·脏腑经络先后病》篇说"四季脾旺不受邪"。明确指出脾在一年四季中对抗御病邪起着重要作用,即现代医学所谓的"免疫功能"。这一点是其他脏腑所不能相比的。现代医学研究表明,免疫功能减退和内分泌功能失调是导致疾病和衰老的重要原因。有关研究资料证明,免疫功能减退和内分泌功能失调,是与脾虚有密切关系的。如有人对脾虚证患者17-酮和17-羟进行了观察,结果表明多数脾胃虚患者不同程度地存在着肾上腺皮质的分泌功能失调现象,多数患者17-酮降低更多,17-羟降低尤其明显。随着年龄的增长,17-羟含量有降低的趋势。该资料认为:"可能与脾胃虚及肾、肾上腺皮质功能进一步低下有关"。又有研究结果显示,脾气虚证患者的淋巴细胞和红细胞电泳能力、血细胞比容和全血黏度均低于正常组和实验组。表明脾气虚患者免疫功能低下,也说明中医理论是有物质基础的。

另一方面,有关临床研究又从另一侧面进一步证明,香砂六君子汤能把脾气虚患者（包括老年患者）紊乱的免疫功能调节到正常的状态。

从上述现代有关研究结果，我们也可以看出，衰老与脾虚的关系非常密切，健脾确有抗衰老作用。

另外，笔者在临床实践中也体会到健脾对强身抗衰老的确切效果。例如，慢性胃炎、慢性肠炎、消化性溃疡，辨证属脾气虚或脾阳虚患者，往往伴有不同程度的性功能减退，予以健脾治疗，消化系统症状消除或减轻后，性功能亦有明显提高。又如，笔者拟"补土固金汤"〔人参 9 克，焦白术 10 克，炙黄芪 15 克，黄精 18 克，丹参 20 克，法半夏 9 克，云茯苓、槟榔各 12 克，陈皮、防风、紫苏叶各 6 克，炙甘草 9 克，紫河车粉 6 克（胶囊分装，汤药送服）〕从补脾立法，冬病夏治慢性支气管炎，老年患者经治疗后，除咳喘发作减轻外，同时食欲增加，体质增强，性功能均有所提高。

综上所述，人体的盛衰与脾的关系最为密切。健脾则有显著强身和延缓衰老作用。所以，笔者认为，我们在探讨抗衰老这一研究工作中，不必一味拘泥前人补肾的方法，而应大胆开拓健脾抗衰老的路子。笔者曾遇到一些年过半百，因生理性衰老性功能减退而索春药的就诊者，以健脾法结合解释安慰而获良效。一味助阳而提高性功能，犹如竭泽而渔；而健脾补益气血，使一身皆强，肾得滋养，肾精得充，犹掘井蓄水，源渊而流不竭。

然，健脾之法，非独药耳！注意养生调摄亦甚重要。①慎饮食。《内经》中告诫人们"饮食有节"。《痹论》中明确指出"饮食自倍，肠胃乃伤"。因此不要暴饮暴食和过度饥饿，不偏食、不恣食辛辣酒醇厚味，使脾胃运化有常，不受损伤。②慎起居。《内经》云"起居有常，不妄作劳"。又有"久卧伤气"之说。张景岳说"劳倦最能伤脾"。所以，工作要有规律，劳逸结合，才使脾阳得展，脾气不伤。③慎情志。要加强道德品质和思想情操的修养，树立正确的人生观和世界观，避免七情所伤。张景岳说"脾胃之伤于内者，惟忧思忿怒。"因此，要尽量做到如《素问·上古天真论》中所说："美其食，任其服，乐其俗，高下不相慕。"倘能做到这三慎，则庶可补药物之不逮，令"四季脾旺不受邪"，强身延年。

三、饮 食 有 节

首先要注意饮食的量。《黄帝内经》里说："饮食自倍，肠胃乃伤"。意思是吃得太多了,会损伤脾胃功能。对于老年人来说,应少食多餐,既保证营养充足,又不伤脾胃。其次,饮食宜清淡,中老年人不宜多吃肥腻、油煎、过咸的食物,一定要限制动物脂肪,可多吃一些豆类食品和新鲜蔬菜、水果。此外,饮食宜温、熟、软,勿食或少食生冷,以"热不灸唇、冷不振齿"为宜。老人由于牙齿松动,宜食用软食,忌食黏硬不易消化的食物。

四、避免不良情绪的刺激

中医养生学认为,忧思伤脾,即过分的忧愁或思虑,会损伤脾的消化吸收功能。正如《黄帝内经》里所说:"愁忧者,气闭塞而不行。"这里的气,即指脾气。脾气郁滞不行,下能运化,水谷精微就达不到四肢,造成身体滞重、倦怠。俗话说,只有睡得着,才能吃得香,这是因为良好的睡眠能使中枢神经系统兴奋与抑制的功能更加协调,而神经系统功能良好,支配胃肠功能的副交感神经才能发挥应有的作用。

五、常叩齿咽唾

牙齿和唾液对人体的消化吸收功能,即对脾胃有极大作用。很难想象,一个牙齿不好,唾液缺乏的人,它的脾胃功能不受影响。因此,健脾胃,要保持牙齿功能正常和正常分泌唾液。晋代著名养生学家葛洪说:"清晨叩齿三百过者,永不动摇。"具体做法是屏除杂念,全身放松,口唇轻闭,然后上下牙齿有节律地互相轻轻叩击。唾液,古称为"金津玉液",自古流传着"白玉齿边有玉泉,涓涓育我渡长年"的谚语,认为口中津液充盈,是健康长寿的保证。咽唾的方法是晨起漱口之后,宁神闭口,先叩击 36 次,然后咬紧牙齿,用舌在口腔中四下搅动,不拘次数,以津液满口为度,再分三次缓缓咽下。

六、饭后摩腹散步

不要吃饱饭就躺在床上,应牢记德国著名哲学家康德先生的名言"床是病窝"。唐代大医学家孙思邈说:"平日点心饭讫,即自以热手摩腹,出门庭行五六十步。"若能长期坚持,对调整胃肠功能,促进食物的消化及吸收,防治消化不良和胃肠道慢性疾病大有益处。

七、夏天要吃姜

夏季炎热,唾液和胃液的分泌减少,因而影响人的食欲,而生姜就有健胃和增进食欲的作用。另外,人体还会从汗液中丢失大量的无机盐、微量元素以及各种维生素,从而又增加了能量的消耗。这期间如果在吃饭时多用上几片姜,就能增加食欲,及时补充营养,提高机体的抗病能力。

盛夏季节,细菌和病毒异常活跃,容易引起腹泻、呕吐等急性肠胃炎,适当吃些生姜或用干姜加绿茶沸水冲泡后饮用,就能起到防治作用。科学家通过研究后发现,生姜能起到某些抗生素的作用,尤其对沙门菌效果明显。

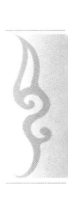

夏季夜晚,有人贪凉露宿,引起伤风感冒,这时及时喝点姜汤,有助于驱逐体内风寒。

中医学认为生姜能"通神明",就是指提神醒脑。中暑昏厥不省人事时,用姜汁一杯灌下,能使病人很快苏醒;轻度中暑者适当吃点生姜也有裨益。传统防暑中药——人丹,里面就有生姜的成分。

八、宜谨防饭醉人

"酒醉"已人人皆知,"饭醉"又从何说起呢?其实过量饮食,同饮酒一样都能醉人。当然,这里所说的"饭",包括了一切饮食,并非单指大米、白面而言。

早在公元 1773 年,医者沈金鳌所写的《杂病源流犀烛·不寐多寐篇》中就有详细记载。"食方已,即困倦欲卧,脾气弱,不胜食气也,俗名饭醉,宜六君子汤加山楂、神曲、麦芽。"医书中指出食后昏困称为"饭醉"。众所周知,人在进食后,主司受纳的胃就开始紧张工作,一面分泌大量消化液,如酶、盐酸及黏液蛋白等,一面蠕动,消化食物。此时需增加血液、氧气、水分帮助工作。相对而言,其他部位的脏器供血就减少,大脑也出现暂时性缺血现象,人便出现嗜睡困倦,尤其饱食后这种情况更为明显。

另外,各种食物性能不一,在胃中停留时间长短也各异。如糖类食物约停留 2 小时,蛋白质 4～5 小时,脂肪要 7～8 小时,脂肪混合食品甚至需十多小时才能从胃全部排到十二指肠。如果不加抑制,大量进食油腻之物,就会使胃液分泌减少,蠕动能力降低,造成食物在胃内留滞时间延长,难以消化输送。如果食物在胃中发酵、腐败,还会产生大量气体和有害物质,从而使人有恶心呕吐、胃脘胀痛、昏倦欲睡等醉人之态。

"饭醉"之祸并不比"酒醉"为轻。暴饮暴食而致急性肠胃炎和急性胰腺炎,急性胃扩张导致胃穿孔,危及生命者屡见不鲜。

因此,平素饭食必须节制有度,佳节时更应注意。《内经》有云:"饮食自倍,肠胃乃伤",少吃多餐方为养生之道。饭后散步片刻,腹肌的节律性收缩,将有助于胃肠蠕动,也促进消化液正常分泌,古云"饭后百步走,活到九十九"是有一定道理的。

九、以胃补胃

胃为水谷之海,气血生化之源,与人体健康关系极为密切。胃强者,营养适宜,体质会日渐强大;胃弱者,消化不良,体质就日渐虚弱。将猪肚 1 只洗净,人参 3 克,糯米 100 克,装入猪肚,煮熟食之,可治脾胃虚败、中气不足、遗尿脱肛等症。

第八讲　养肾补肾抗衰老

> "以酒为浆……醉以入房,以欲竭其精,以耗散其真……故半百而衰也"。
>
> ——《素问·上古天真论》

这里的半百而衰,是说才活到50岁,人就显得衰老了。究其原因是房劳伤肾,耗散了肾所藏的先天之精和真气,原文非常明确地说明了衰老与肾有关,抗衰老,必须养肾节制性生活。

肾为先天之本。人的生长、发育、衰老与肾脏的关系极为密切。《素问·上古天真论》中"女子七七""丈夫八八"的一段论述,即是以肾气的自然盛衰规律,来说明人体生长、发育、衰老的过程与先天禀赋的关系。从而提示衰老的关键在于肾气的盛衰。

肾属水,主藏精,为元气之本,一身阴阳生化之根。肾的盛衰影响着元气的盛衰和生化的功能,肾虚则元气衰,元气衰则生化功能弱,人的衰老就会加速到来。

一、肾为先天之本

中医学的"肾"和现代医学肾脏的概念大不一样,中医学把肾称为"人体先天之本",所谓"本"是指生命之根本。《黄帝内经》之中,把肾列为"作强之官,技巧出焉",所谓"作强"的意思指的是工作的强度。换句话说指的是人的体力;所谓"技巧"指的是人的灵巧度,即人体智力,那就是说一个人"体力"和"智力"的根本在于人体的肾脏,具体地讲肾有多方面的功能,它跟生命诸多方面都有着直接或间接的关系。

1. 肾和人体的生长发育的关系

中医学的观点认为,人的生长发育主要靠肾来维持,一个人从生下来到他的童年、少年、青年、壮年直到老年,实际上就是一个肾的精气盛衰的过程。例如,从小的时候至青年时期,其精气达到一生的高峰,过了青年时期,从中年、壮年逐渐到老年,肾的精气开始逐步削弱,这样就可以把它画成一个正弦曲线的样子。

《黄帝内经》里曾经对肾和人体的生长发育做了一个很形象而且比较科学的论述。女子从七岁开始算一个周期,"女子七岁肾气盛,齿更发长",肾气开始逐渐上升,表现在外貌上就是牙齿更换,头发长密,即茂盛开始。"二七天癸至,任脉通,太冲脉盛,月事以时下故有子……"当二七十四岁的时候,负责生殖的一种物质从肾脏分泌出来以后出现月经,她就可以受孕了。三、四、五、六直到七,四十九岁的时候,女子肾气开始衰了,地道不通,月经停止,"形坏而无子",就是说面貌开始憔悴,不能再生育了。这一过程实际上就是肾中精气盛衰引起的。对男子来说,"男子八岁肾气实,发长齿更;二八天癸至,阴阳和,精气溢泻",就是说二八十六岁的男孩可以出现梦遗,同时也可以使女子受孕,男子经过三、四、五、六……直到八八六十四岁,肾气开始衰竭了。从这里可以看出来,男子比女子成熟和衰老都要晚一些,这就是结婚的男子的年龄要比女子年龄略大些的原因。自古以来,长寿的秘诀也好,秘方也好,基本上就是从肾这个角度出发的。换句话讲,"肾是长寿的基础",充分体现出肾和人体生长发育的密切关系。

2. 肾和呼吸的关系

中医学认为,人呼吸虽然靠肺,但和肾也有密切关系。因为,人呼出气固然靠肺,而吸进气除了靠肺还靠肾。中医学认为,纳气就是摄纳,所以从病理上讲,假如肾虚不能纳气入肾的时候,就会出现呼多吸少的现象,西医叫作呼气延长,如肺源性心脏病患者。因而中医治疗肺源性心脏病和支气管哮喘病,除了治肺以外,更重要的是采取补肾的方法。比如中药里的蛤蚧和五味子等都是纳气入肾的药;这点和现代医学概念不一样。所以练气功也好,练太极拳也好,谈到人的内在功的时候,都有一种很重要的做法——气入丹田,这就是练肾主纳气的功能。

3. 肾和脾胃的关系

明代有个医学家叫张景岳,他说,要把物质消化吸收,主要靠脾、胃、肾三者的密切配合,就好比煮一锅粥,需要锅、勺、火;胃好像锅一样,脾就像一把勺还要靠肾,肾靠肾阳,就像下面的火,才能把这锅粥熬熟。所以,如果肾虚了,脾胃的消化能力必然减弱。例如,有的病人每天清晨泻便,而且软便不成形,这叫作"五更泻",很多人不把这当病,有时拖一年、两年,甚至十年都是这样的。西医把这种现象叫作非特异性结肠炎,中医则认为是"脾胃虚弱,命门火衰",这种病人临床很常见。比如说有些病人早起上厕所,吃完早点又上一次,或者坐一个凉的地方,马上就要上厕所,这种病用一般的抗生素是没有效果的,而用补肾的中成药治疗,则会缓解症状。

4. 肾和水及脑的关系

肾和人体的水液代谢也很密切,当肾一出现问题时,即出现水肿、尿少或尿频。所以,一般常见的糖尿病、前列腺等疾病,中医都常常从治肾补肾入手。

肾和大脑关系也很密切,人的思维灵敏程度主要靠肾。《黄帝内经》讲"技巧出焉",技巧就是聪慧的程度,一般智力不好、健忘等,也是肾虚的表现。

总之,肾脏有多方面的功能,人体的成长、发育等都和肾有直接密切的联系,一个人肾的精气充足,他的体力就好,智力也很强。我们讲临床上补肾,即肾补好了往往反映出一组症状的改善,而不单是某种症状的改善。

二、要防止"惊恐伤肾"

人体若受到过度的惊吓和恐惧就会损伤肾脏。惊,是指突然遇到意外、非常事变,心里骤然紧张。如耳闻巨响、目睹怪物、夜做噩梦等都会受惊,受惊后可表现为颜面失色、神飞魂荡、目瞪口呆、冷汗出、肢体运动失灵,或手中持物失落,重则惊叫,神昏僵仆,大、小便失禁,常谓如"惊弓之鸟"。几乎谁都有这样的体验,惊慌时会感到心脏怦怦乱跳,这是由于情绪引起交感神经系统处于兴奋状态的缘故。血压升高,也是最常见的表现,有人特制了一张靠背椅,一按电钮,椅背便立刻向后倾倒。他让受试者紧靠背而坐,并测量血压,随后突然按动电钮,椅背立刻倾倒,受试者突然受惊,血压便骤然上升。科学试验表明,由惊恐所致血压升高,大多表现为收缩压升高,其机制是心脏搏出的血量增加等因素。恐,是指恐惧不安、心中害怕、精神过分紧张。如临深渊、如履薄冰、如人将捕等。严重者亦可致神昏,大、小便失禁。中医认为恐惧过度时消耗肾气,使清气下陷不能上升,升降失调而出现大、小便失禁,遗精,滑泄等症,严重的会发生精神错乱、癫痫或惊厥。恐与惊密切相关,略有不同,多先有惊而继则生恐,故常惊恐并提。然惊多自外来,恐由内生。

三、常做养肾功

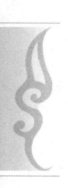

1. 屈肘上举

端坐,两手自然分开,双手屈肘侧举,手指伸直向上,与两耳平。然后,双手上举,以两胁部感觉有所牵动为度,随即复原,可连做 10 次。

2. 抛空

端坐,左臂自然屈肘,置于腿上,右臂屈肘,手掌向上,做抛物动作 3～5 次,然后,右臂放于腿上,左手做抛空动作,与右手动作相同,每日可做 5 遍。

3. 荡腿

端坐,两腿自然下垂,先慢慢左右转动身体 3 次,然后双脚悬空,前后摆动 10 余次。此动作可活动腰、膝,有益肾强腰功效。

4. 摩腰

端坐,宽衣,将腰带松开,双手相搓,以略觉发热为度;再将双手置于腰间,上下搓摩腰部,直至腰部感觉发热为止。搓摩腰部,实际上是对腰部命门穴、肾俞、气海俞、大肠俞等穴的自我按摩,而这些穴位大多与肾脏有关。待搓至发热之时,可起到疏通经络、理气活血、温肾壮腰的作用。

5."吹"字功

直立,双脚并拢,两手交叉上举过头,然后弯腰,双手触地,继而下蹲,双手抱膝,心中默念"吹"字音,可连续做 10 余次。本功属于"六字诀"中的"吹"字功,常做可固肾气。

四、食补肾气

中医学认为,核桃、桑椹、芝麻、木耳、龙眼、香菇、黄豆都可保养肾气,平时宜多食用。尤其老年人,除应吃些养肾气食物外,还应在医生指导下常服养肾气的中成药,如六味地黄丸、金匮肾气丸、人参固本丸等。

五、补肾药膳

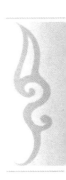

1. 回春补益酒

原料:仙茅、淫羊藿、南五加皮各 240 克;酒 1500 毫升。

制作:先以淫羊藿浸酒,储存 21 日后,启封滤去渣,挤净,再以此药酒浸透仙茅和五加皮(仙茅要在前一日先以米泔水泡一宿,再浸酒,以除其毒气)21日,每饮 1 杯。

功能:补肾固精。利行房事,尤适用于肾气不足而致性欲低下者饮用。

2. 枸杞豉汁粥

原料:枸杞子 50 克,豉汁 50 毫升,粳米 100 克。

制作:先煮枸杞子去渣取汁,再入粳米煮粥,待熟,下豉汁,搅拌,沸。随意食用。

功能:补益肝肾,和养胃气,适用于体虚久病,房事衰弱。

3. 莲子茯苓散

原料:茯苓、莲子各 90 克。

制作:二味共研粉,每服 15 克,每日 2 次。在每两餐之间空腹时用温开水送服。

功能:补益脾肾,固精安神,适用于性功能低下,遗精,阳痿等。

4. 二仙烧羊肉

原料:仙茅 15 克,淫羊藿 15 克,生姜 15 克,羊肉 250 克,调料适量。

制作:前三味装在布袋中,扎口;羊肉切片,同药共煮至羊肉熟烂,去袋,加盐,味精调味。食肉饮汤,每日 2 次。

功能:补肾阳,适用于肾阳不足之性功能低下。

5. 羊肉汤

原料:肥羊肉 500 克。

制作:去羊肉筋膜,切片,煮至将熟,加姜、蒜、盐、酱油等调料,煮熟。食肉饮汤。

功能:温补脾肾,适用于肾阳虚衰,性功能低下。

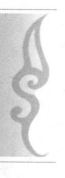

6. 羊肾苁蓉羹

原料:羊肾一对,肉苁蓉(酒浸切细)30 克。

制作:羊肾对剖,去臊腺、脂膜,与肉苁蓉共煮羹,调味,空腹食。

功能:补虚益肾,适用于阳气不足之性功能低下。

7. 米酒炒海虾

原料:鲜海虾 400 克,米酒 250 毫升,调料适量。

制作:海虾洗净,去壳,放入米酒浸泡 5～10 分钟,油热至九成,先爆香葱花,再倒入虾,加盐、姜,连续翻炒至熟透。

功能:补肾壮阳、通行血脉,适用于肾虚阳痿,性功能低下。

8. 苁蓉酒

原料:肉苁蓉 30 克,白酒 500 毫升。

制作:肉苁蓉用水浸,刮去鳞皮,洗净切片,浸于酒内,7 天后饮用。每服 1

小杯，每日 2 次。

功能：补肾益精，适用于肾虚阳痿、遗精，性功能低下。

六、从月经盛衰谈衰老

月经是女性特有的生理现象。健康女子，一般到 14 岁左右，月经开始来潮，称为"初潮"。除妊娠期、哺乳期不行经外，一般 1 个月 1 次，按期来潮。古人谓"如月之盈亏、潮之有信"。至 49 岁左右，月经闭止，称为"绝经"。

从月经初潮到绝经，是女性一生中最重要的阶段，亦是女性一生中最为宝贵的时期，它标志着女性的生命活动由盛转衰，因此，研究如何延长女性的这段时间，是女性抗衰老的一个重要课题。中医学认为，月经的盛与衰与一种叫作"天癸"的物质有关，而"天癸"的存在与否，又与肾气紧密相连。关于这一点，早在两千多年前即已成书的《黄帝内经》里已有明确的记载："女子二七天癸至，任脉通，太冲脉盛，月事以时下，故有子。"意思是说，女性到了 14 岁左右，由于天癸成熟并发挥作用使任脉通达，冲脉气血旺盛，于是月经便开始按时来潮，因而就有了生殖能力。《黄帝内经》里又说："七七，任脉虚，太冲脉衰少，天癸竭，地道不通，故形坏而无子也。"即是说当女性到了 49 岁左右，任脉空虚，冲脉气血衰减，天癸竭尽，月经停止来潮，所以形体衰老而没有生殖能力了。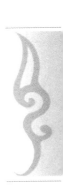

由上可知，"天癸"决定着月经的来与无，月经停止，即表示女性的衰老，正如上文所说："形坏而无子"，这里的形坏，即是指女性身体衰老的到来。不难看出，"天癸"是维持女性生命活动的一种重要物质。女性要抗衰老，保持青春的活力，一定要做到使"天癸"旺盛。那么，什么又叫作"天癸"呢？

中医学认为，癸，是指 10 天干（甲、乙、丙、丁、戊、己、庚、辛、壬、癸）之一。在 10 天干中，壬癸五行属水，其中壬为阳水，癸为阴水。所谓天癸，即先天精水，亦称阴精，是肾中能促进生殖功能的物质。可见，天癸与肾有关，若肾气盛，"天癸至"（"至"是成熟的意思）；若肾气虚，则"天癸竭"。只有保持肾气的旺盛不衰，天癸才能长久地在体内存在下去。那么，又怎样保养肾气呢？

第一，35 岁后宜服滋养肾阴、温补肾气的药物。中医学认为，妇女 35 岁左右身体衰老就已经开始，如《黄帝内经》里说："女子……五七阳明脉衰，面始焦，发始堕。"意思是说，当女性到 35 岁时，体内的阳明经脉中的气血衰退，表现为面部开始憔悴,头发逐渐脱落。而阳明经脉属胃,胃气有赖于肾的阳气温煦,也就是说,胃的虚弱是由肾的精气不足所致。因此,妇女在 35 岁后就要用药物养肾,具体药物如下。

龟苓膏:每服五厘,用黄酒送下,功能温肾助阳,补益气血。此药为明代乡士邵之节献给嘉靖皇帝的宝药,历代皇帝大多对此十分推崇,后传入民间。此药由鹿茸、人参、熟地黄、海马、杜仲、肉苁蓉、补骨脂、菟丝子、枸杞子、麻雀脑、淫羊藿、丁香、大青叶、砂仁、茯苓、蚕蛾、天冬、当归等 33 种药物组成。实验表明它可提高机体适应能力,增强非特异性和特异性免疫功能,增强调节中枢神经系统能力,有兴奋和抑制中枢双向作用,有强心作用,并以直接兴奋心肌为主。老年人常服本品,可促进老年人业已衰退的蛋白质及细胞内重要物质核酸代谢,从而延缓衰老。

清宫寿桃丸:本丸药是由益智仁、生地黄、人参、枸杞子、胡桃肉、天冬、肉桂、酸枣仁、当归等十几种药物组成。北京西苑医院临床观察 157 例与服用维生素 E 组对比,服药 8 周为 1 个疗程,药后疲倦、畏寒、头晕、耳鸣、不寐、腰膝疲软、性欲减退、夜尿多等症改善明显优于维生素 E 组。

第二,要重视饮食保健。有利于肾脏的饮食宜选择高蛋白、高维生素、低脂肪、低胆固醇、低盐的食物,而高脂肪和高胆固醇饮食易导致肾动脉硬化,使肾脏萎缩变性,高盐饮食影响水液代谢。应常选用以下食品,如瘦肉、鱼类、豆制品、蘑菇、水果、蔬菜、冬瓜、西瓜、绿豆、赤小豆等。另外,适当配用一些碱性食物,可以缓和代谢性酸性产物的刺激,有益肾脏保健。

第三,运动保健。积极参加各项运动锻炼,对强肾健身颇为有益。同时,还需结合对肾脏有特殊作用的按摩保健,如腰部按摩法。此外,腰部热敷与腹压按摩亦可采用。

腰部热敷:取仰卧位,用热水袋垫于腰部,仰卧 30～40 分钟,使腰部有温热感,此法可松弛腰部肌肉,温养肾脏,增加肾血流量,可每日做 1～2 次。

腹压按摩肾脏:取坐位,吸气之后用力憋气 3～5 秒,同时收缩腹肌,增加腹部压力,如此反复有节奏地进行锻炼。此法利用腹压的升高和降低来挤压按摩肾脏,对肾脏是一种具有节奏性的冲击,有补肾固精、通经活血之效。

保养肾脏的方法还有很多,这里只简单介绍几点,主要强调女性抗衰老以养肾气为主。

七、以肾补肾

肾主藏精,肾能生髓通脑,肾主水,故生殖系统、泌尿系统疾病患者,宜食肾。羊肾甘温,有补肾气、益精髓之作用,遗尿、尿频者可服用,与肉苁蓉相和做糕,效果更佳。猪肾咸平,有理肾气利膀胱之功,多治肾虚,身面水肿,常与核桃肉同炖共食。狗肾性平,最适合妇女产后肾虚身冷,可与黑豆炖服。人到老年,肾气渐衰,常服动物肾脏,有强身抗衰之效果。

八、肾虚时的进补法

肾虚的基本特征是腰酸腿软、发堕齿松、目眩耳鸣、性功能异常。由于肾为水火之宅,故论治肾虚不能千人一面。根据伴随症状,可以粗分为下列三大类型进行辨证施治。

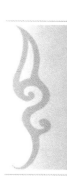

1. 肾阳虚

肾阳,即命门火,又称相火。它是人体生命活动最原始的动力,可以温煦脏腑器官和四肢百骸。肾阳虚则人体热能不足,各系统功能均显低下,不能温煦形体,则寒自内生;不能振奋精神,则一派虚象就会接踵而至。此型肾虚表现为精神疲惫、无精打采、呵欠不断、动作迟钝、反应不灵敏;手脚发凉、面色苍白无光、性欲减退、夜尿增多,尿后淋沥不尽,小便失禁、黎明腹泻、气短而喘、气不归元、四肢水肿及舌体胖、嫩,脉沉细无力等。其治疗应当补肾壮阳,助命门真火,常用桂附地黄汤治之,效果非常好。

2. 肾阴虚

肾阴,即肾水,又称真水。它是人体阴液的根本,对全身各部起着滋养濡润的效果,是肾阳功能活动的物质基础。肾阴虚则脑髓亏虚,身体失养,阴虚不能制阳,虚火便会上浮,造成相火妄动,出现阴虚火旺的一系列表现:夜梦繁杂、口干舌燥、低热盗汗、面部潮红、身体干瘦、手脚心热、烦躁不宁、男子梦遗滑精、女子经少经闭、舌红而干、脉细而快等。其治疗应当滋补肾阴、滋阴降火。常用大补阴丸等药治之,大量病案证明,这种方药确有奇效。

3. 阴阳两虚

本型肾虚可见肾阴虚与肾阳虚交替或同时出现。本型肾虚当权衡阴阳所偏,兼用阴阳双补的药物。

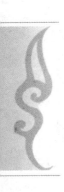

第九讲　养神调志抗衰老

　　引起衰老的原因很多，其中不懂得精神保健也是重要的一个原因。俗话说："笑一笑，少一少；愁一愁，白了头"。这里一针见血地指出了一个人老还是不老，与其精神状态密切相关。在精神上经常保持愉快、乐观的人，就不易衰老；相反，时常忧虑、悲观的人，会使衰老提前到来。传说中的伍子胥过昭关，一夜之间白了头，就是一个再典型不过的例子。

　　情绪变化对衰老的影响，已引起国内外有关学者的高度重视。日益发展的心身医学非常强调人的心理因素与生理因素的相互作用，强调人们对环境刺激因素的心理、生理反应。认为情绪因素在疾病的发生、发展及预防中起着重要的作用。良好的情绪是人体内一种最有助于健康的力量。因为，当人精神愉快时，中枢神经系统处于兴奋状态，其指挥作用增强，便促进人体进行正常的消化、吸收、分泌和排泄活动，保持旺盛的新陈代谢，因而使人头脑清醒、思维敏捷、精力充沛。有关专家研究认为，保持精神乐观可增强人体免疫功能，他们视乐观的情绪为一种强大的"抗体"。一个人在患病之后，若能保持乐观的情绪，就有利于疾病的尽早康复，所以，心理疗法被越来越多地应用到各种疾病治疗和康复中，可见良好的情绪是保健良药。

　　现代医学亦发现，在一切对人体健康不利的影响因素中，最能使人短命夭亡的就是不良的情绪。长期情绪忧郁、恐惧悲伤、嫉妒贪求、惊怒激昂或情绪紧张的人比精神状态健康稳定者更容易患一些危害大的疾病，如高血压、冠心病、神经症、精神病、哮喘、慢性胃炎、青光眼、癌症等，女性还容易引起月经不调，甚至闭经。巴甫洛夫曾指出："一切顽固、沉重的忧悒和焦虑，足以给各种疾病大开方便之门。"胡弗兰德在《人生延寿法》一书中亦指出："一切对人不利的影响中，最能使人短命夭亡的要算是不好的情绪和恶劣的心境，如忧虑、颓丧、惧怕、贪求、怯懦、妒忌和憎恨等。"特别是随着社会的前进、经济的发展,"人类已进入情绪负重的非常时代",精神因素影响人体健康的情况将越来越显得复杂。因此,要抗老防衰,必须注意精神卫生。

那么,怎样进行精神保健呢?关于这一点,传统养生学和现代医学记载了许多的方法和经验,归纳起来,最重要的原则是"恬淡虚无""精神内守"。所谓恬淡虚无,就是心中无杂念,精神要安静,不为外物所扰动;而"精神内守",即指精神要守持于内,不要耗散于外,只有做到上述两条,才能如古人所说:"病安从来"。不得病或少得病,以保持身体的健康,推迟衰老的到来。

一、养生必须"神与形俱"

我国医学现存最早的经典著作《黄帝内经》里说:"形与神俱,乃尽终其天年"。意思是人们只有做到形体与精神活动的和谐,才能活到自己应该活到的年龄。这说明在养生实践中,人们必须注意形神共养。即不仅要注意形体的保养,而且还要注意精神的保养,使得形体健壮,精力充沛,两者相辅相成,相得益彰,使身体和精神都得到均衡统一的发展。

"神与形俱",实际上是指形神合一。形神合一构成生命。人的生命活动概括起来可分为两大类:一类是以物质、能量代谢为主的生理活动;另一类是精神活动。两者在同一身形脏腑和精血津液的物质基础上相互密切联系着。形神合一主要强调说明人体复杂生命活动的整体性,它包括心理与生理的统一、机体内环境与客观外环境的统一、精神与物质的统一。两者的相互关系是神本于形而生,依附于形而存,形为神之基,神为形之主。正如著名医学家张景岳所说:"形者神之质,神者形之用;无形则神无以生,无神则形不可活"。也就是说,无形便无神,有形无神,只是一具僵尸。所谓养生,其实就是生命个体在自然规律所赋予的寿限内,努力达到"形与神俱",身心健康地生活。养神和养形有着密切的关系,两者不可偏废,要同时进行。养神和养形的方法很多,但归纳起来不外乎饮食有节、起居有常、劳逸适度、避邪趋安、坚持锻炼等。"清静"对养神很是重要。另外,还要适当地节欲保精,虽说性欲乃阴阳自然之道,但也不可过度伤精耗神,因为,传统医学养生认为精是神的物质基础,积精才能全神。

二、得神者生，失神者死

本句出自《黄帝内经》，意思是若人体生命活动中有神，那么就身体健康；若丧失神，人就死亡，从而强调了神的重要性。望神是中医诊断的重要内容之一，是确定、鉴别疾病不可缺少的一环。神的外在表现很多，望神的内容很丰富。广义的神是指整个人体生命活动的外在表现，包括目光、表情、神志、言谈、举止等；狭义的神是指人的精神活动，即思维意识活动。望神既要观看人的目光、表情、神志、言谈举止，又要考察人的思维意识的活动。神是人身之主宰，与精、气同为人身之宝，号称人身三宝，三者关系密切。精、气能生神，精、气足则神旺，精、气耗则神惫。神能御精、御气，神旺则表明精气充足，神惫则表明精亏气耗。中医望神一般可分为如下五类。

1. 有神

有神又称得神。有神的人表现为目光明亮，面色荣润含蓄，表情丰富自然，神志清楚，语言清晰，回答切题，动作灵活，反应敏捷，体态丰满自如，呼吸平稳均匀。这表明一个人精气充盛，身体健康，即使患病，也是病浅证轻，脏腑功能未衰，预后良好。

2. 少神

少神又称神瘁、神气不足、轻度失神。患者常表现为眼球灵动不够，精神倦怠，表情淡漠，反应迟钝，声低懒言，动作缓慢无力，并伴有健忘、多梦或嗜睡等。这说明病人脏腑功能减退，精亏气损，需调补养息。倘若调补乏效，可使病情进一步发展，至见无神。

3. 无神

无神又称失神，是少神的进一步发展。患者表现为目暗睛迷，瞳神迟滞，或双目向上直视，面色晦暗无华，表情淡漠呆板，精神萎靡不振，语微续断不清，神志恍惚朦胧，甚或昏迷谵语、语无伦次，反应迟钝，动作失灵或强迫体位，肢瘦腹大，形体枯槁，呼吸异常或微弱似无，心律急促似奔马等。这说明病情严重，脏腑精气衰败,多见于癌症晚期、肝硬化晚期及急性感染热病等患者。

4. 假神

假神即垂危病人出现精神暂时好转的假象。临床时常见病人原已双目紧闭,或瞳仁呆滞,突然目露光彩;原本神志昏迷或意识朦胧,突见神志、思维清楚,安排家事或工作学习;原为面色晦暗无光,忽见颧红如妆;或病至语声低微,时断时续,忽见语言清晰,欲见亲人;或久病毫无食欲,今则胃口大开;或久卧不能行走,今则欲起行走。这说明病人精气衰竭至极,导致阴不敛阳,虚阳外越,是阴阳即将离绝的危候,古人喻作"残灯复明"、"回光返照",当全力抢救,以图延缓生命。

5. 神乱

神乱指病人神志错乱、精神失常。若见表情淡漠,寡言少语,闷闷不乐,神情痴呆,喃喃自语,哭笑无常,说明痰气郁结,闭阻神明,间或心脾两虚,神不守舍,属癫证,习称文痴,若见疯狂怒骂,打人毁物,不避亲疏,或登高而歌,弃衣而走,或自认高贵,少卧不饥,妄行不休,表明气郁化火,痰火相结扰心,属狂证,习称武疯。若见突然昏倒,口吐涎沫,四肢抽搐,醒后如常而感乏力,表明肝风夹痰上蒙清窍或痰火扰心、肝风内动,属痫证,习称羊癫风。上述诸症均当辨证施治。

三、"精神内守,病安从来"

此句原文见于《黄帝内经》的《素问·上古天真论》,是中医养神的一条极其重要的原则。

内,是针对外而言;守是坚守、保持的意思。所谓"精神内守"是指人对自己的意识思维活动及心理状态进行自我锻炼、自我调节,使之与机体、环境保持协调平衡而不紊乱的能力。它强调了内环境——精神的安定对人体健康的重要作用,即"病安从来",意即精神守持于内,人怎么会得病呢?那么,又怎样才能做到"精神内守"呢?

1. 要防止"不时御神"

御，驾御、控制的意思；时，善也。不时御神，即是指不善于控制自己的精神。

"不时御神"亦出自于《黄帝内经》，书中在谈到人如何会早衰时明确指出："不时御神，务快其心，逆于生乐，起居无节，故半百而衰也。"这里的"半百而衰"，即只活了 50 岁就已衰老，关键原因就是在于"不时御神"。由于不善于把握调整自己的情绪，为贪图一时的快乐，违背生活规律而取乐，有碍于身心健康，从而促使人体过早的衰老。

精神耗散之所以引起早衰，是由于"神者，血气也"。也就是说，气血是神的物质基础，大量、过分地耗散精神，可以使血气损耗，从而产生衰老。《寿世青编·养心说》里指出："未事不可先迎，遇事不可过忧，既事不可留住，听其自来，应以自然，任其自去，忿愤恐惧，好乐忧患，皆得其正，此养心之法也。"此谓"精神内守"具体运用的最好说明，其中心意思是要人们对外界事物要采取安和的态度。安者，对外界各种事物的刺激顺乎其自然地适应；和者，对外界事物的反应要顺之而去，千万不要为各种琐事伤透脑筋，费尽心机，这一点对于老年人尤为重要。

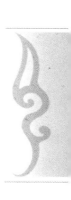

2. 要"高下不相慕"

此为《黄帝内经》里一句重要养生格言。高，指贵族，统治者；下，为广大群众、百姓；所谓高下不相慕，是说人的社会地位有高低，不要相互倾慕而各安于本位。

在现实生活中，要真正做到"高下不相慕"是非常困难的。自古以来，不少人为了高官厚禄而互相残杀，连脑袋都丢了，还谈什么养生呢？社会上有一些人，不但嫉妒比自己地位高的人，甚至连别人的才华、品德、名声、成就、相貌等高于自己时，都觉得不舒服，常常产生一种"无名火"，使心境抑郁，情绪烦躁。现代研究表明，妒火中烧之时，体内会发生一系列变化，如交感神经兴奋性增强，血压升高，血清素的活性水平降低，因而引起机体免疫功能紊乱，大脑功能失调，抗病能力下降。古今中外的历史上因嫉妒而产生悲剧的例子是相当多的。

现代社会是一个竞争的社会,因而嫉妒很容易产生。因为在竞争年代里,人们每时每刻都在竞相争上,争取发展和优势。你认为应该是平等的,或认为自己应在更高的位置上,但竞争结果却是对方居于优越地位,由此导致心理失衡,嫉妒之心就很容易产生了。可见,嫉妒作为一种心理活动,每个人或多或少都会有,关键是看有没有力量去排解它,或者把它变成一种督促自己向上的动力。总之,消除嫉妒的根本方法是要树立正确的世界观,加强思想意识修养,把羡慕的心情变成追赶的行动,对情绪进行良性控制。

四、要"以恬愉为务"

恬,安静也;愉,即愉快、乐观、开朗;务,任务。所谓"以恬愉为务",是指人们一定要以精神乐观为首要任务。这又是《黄帝内经》里提出的情志养生的一条重要原则。

乐观的情绪是人体内一种最有助于健康的力量,因为当人精神愉快时,中枢神经系统兴奋,指挥作用加强。人体内进行正常的消化、吸收、分泌和排泄的调整,保持着旺盛的新陈代谢。因此,不仅食欲好,睡眠好,而且头脑敏锐,精力充沛。现在国内外观察研究一致认为"乐观者长寿"。据调查,有98%的长寿老人具有开朗乐观的性格,正如《黄帝内经》里所说:"内无思想之患,以恬愉为务,以自得为功,形体不敝,精神不散,亦可以百岁。"《证治百问》里也说:"人之性情最善畅快,形神最宜焕发,如此刻有长春之性,时时有长生之情,不惟却病,可以永年。"

1. 乐观可祛病

清代有首《祛病歌》非常耐人寻味:"人或生来血气弱,不会快乐疾病作;病一作,心要乐,心一乐,病都祛;心病还须心药医,心不快乐空服药,且来唱我快活歌,便是长生不老药。"这即是有名的快乐祛病法。世界医药学的鼻祖,希腊医师希波克拉底曾说,躯体本身就是疾病的良医。任何一件事情,根据你对它做出什么样的反应,对你的免疫系统,不是增强,便是损伤。改善精神状态,可能是最有效的治疗。苏联外科学家皮罗戈夫说:"胜利者的伤口比失败者的伤口要愈合得快,愈合得好。"休斯敦有个肿瘤专家,他每在治疗病人之前,总是娓娓动听地向病人预言好结果,并使他们深信不疑自己一定能够战胜疾病。他还把病人带去见那些患过同一种病,并且已经治愈的患者,结果,对疾病的治疗起到了积极的作用。

2. 乐观的表现

对于乐观的外在表现,《实用中医保健学》一书中有较详细的描述。乐观的表现,分情绪上的乐观和意志上的乐观,其中情绪上的乐观主要表现在气色、言语、行动、眼神和意识等方面;而意识上的乐观表现深邃,如意志坚决,以苦为乐,常知足,善处事等。

(1)情绪上的乐观

形于色:面红肤润,气色含蓄协调,精神焕发,舌体红润、光泽,且附有薄白苔。

乐于言:语言准确、流利、清楚,语调柔和,似弦芳曲,悦耳动听。原因是喜感于心,声必欣悦,乐感于心,言必舒畅。

行于动:神乐则五官四肢欲动。原因是心神司位,气血各主,肌肉丰健,筋脉舒利,技巧自出,敏捷灵活,故表现出喜乐自然,谈笑风生,口有言,手有势,足有舞,此乃乐生百趣。

彰于目:目光炯炯,黑白分明,启闭自如,默默传神。原因是目为心灵的窗户,传神的灵机。

著于识:心神快乐则心思有序,意识清楚,思维敏捷,善于分析,遇事不慌,主意多,办法好,工作效率高。

(2)意志上的乐观

常知足:知足常乐。知足,指对现实生活的适应和满足。善处事,乐观者能对人宽厚,对己克俭,绝无损人之心,和善处事,视他人若亲。

苦为乐:有远大理想,为实现美好的理想孜孜以求,不怕一时生活的艰辛且能以苦为乐,奋发进取。

3. 怎样才能愉快、乐观

(1)要保持笑口常开

对于笑,《辞海》释义,笑,因感情喜悦而开颜。它是有益于身心健康的心理活动的体现。它的作用又是其他任何活动所不能代替的。一次尽情的欢笑,相当于进行一次适度的体育锻炼,它能使腹部、胸部和肩部的肌肉,甚至全身的肌肉、关节都得到有益的活动,对人体各个系统起到良好的调节作用。如笑对神经系统有良好的调节作用,可消除对健康有害的紧迫感,使肌肉放松,驱散忧愁,忘却各种烦恼和不悦。近来,在美国兴起一门新的学科——笑学,以研究笑对人体所产生的一系列生理变化。据报道,在欧美越来越多的科学家对笑学产生了浓厚的兴趣,各种研究笑的机构应运而生,如"笑的天地""笑的联盟""笑城""幽默协会""笑的中心""笑的广场"等。

笑尽管好处很多,但必须适度,必须懂得笑的宜忌。心理学家认为,只要不是苦笑、冷笑和假笑,皆有益于健康。但假笑及纵情狂笑过分,也会招来不良后果。以下几种人就不宜大笑。

①有严重高血压的人。因为大笑时,血压剧烈升高,往往诱发脑出血或其他病。

②患有严重心脏病者。因为大笑时,交感神经兴奋,肾上腺素分泌增加,呼吸和心搏加快,体内耗氧大量增多,这些都直接加重了心脏的负担,会诱发心脏病复发。

③由于尿道和肛门都由括约肌来控制大、小便,因此,括约肌松弛的人,如果大笑,因腹内压力增加,会使大、小便失禁。

④一些曾经做过胸腔、腹腔、血管、心肌等外科大手术者,应让其安静休养,一般来说,5～7天内不宜大笑。

⑤患早期疝气者,如果经常大笑,会导致疝气病加重,难以迅速复元。

⑥怀孕期间的妇女,大笑时会使腹部猛烈抽搐,容易造成早产或者流产,故不宜大笑。

那么,什么样的笑才恰如其分呢?一般说来,听相声,看滑稽戏,欣赏幽默作品所发出的笑比较合适,笑声之后,心上的忧愁烦恼会随着笑声而烟消云散,周身上下顿感轻松爽快。

(2)要学会幽默

因为幽默作为生活的艺术——语言的诙谐、动作的滑稽,在人际交往中是不可缺少的。正如列宁所说:"幽默是一种优美的、健康的品质。"也有人说,幽默是生活的味精,生活因为幽默而变得美丽,人生因为幽默而变得轻松。

幽默的方式有很多,如自嘲式幽默,可让人感受到谦逊和豁达,能使紧张的气氛变得轻松,可使陌生的心灵变得亲近。又如调侃式幽默,可使平凡的事情变得富有情趣,是呆板生活中的调味剂。还有比喻式幽默,能使人体会到学识的渊博,联想的丰富,可把你的思绪带到一个广阔的空间。再有悬念式的幽默,更富有生活的情调与浪漫。最后是对抗式的幽默,可体现出机智与敏捷。总之,幽默是具有智慧、教养和道德上的优越感的一种表现,表达了人类征服忧患和困难的一种方式,是对生活居高临下的"轻松审视"。一个浑身洋溢着幽默的人必定是一个乐天派。

（3）要避免孤独、寂寞

孤独感并非为老人所特有。有一些人,也备受孤独感的折磨。有些老年人则是在热闹后的清静中,感到自己形只影单。由于孤独和孤僻会给人带来精神上的空虚和痛苦,必然影响中枢神经系统的正常功能,使神经体液的调节失去平衡,免疫系统的防御功能下降,随着机体内在"防线"的崩溃,病邪的入侵也就有了可乘之机。再者,孤独和孤僻造成的精神上的寂寞和颓废往往带来举动的自我摧残,或借酒消愁,或以烟解闷,不一而足。据统计,美国 70 岁以下的孤居离婚男子的心脏病、肺癌和胃癌的死亡率则为有正常家庭生活的男人的 7 倍,前者患高血压的病死率大约为后者的 3 倍。

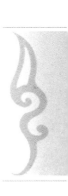

避免孤独、寂寞的最好方法是交往,因为交往使人们得以彼此交流感情,排遣孤寂;交往,使人增添积极乐观的情绪,产生幸福感与满足感。总之,交往是人类现代社会的"维生素",它不仅对个人的社会化和个性的发展起着至关重要的作用,而且对人们的生理和心理健康,对生命的延续也起着重要的作用。因此,对于老年人来说,避免孤独和寂寞的最好方法是建立健康的人群交往。

（4）要培养良好性格

原因是人的性格与疾病的关系极为密切。不少人受先天遗传和后天生活的影响,形成了有害于身体健康的某些性格特征。如性情急躁,喜胜好强,简称为 A 型性格,此类人易患心脏病。不仅心脏病的产生和变化与性格有关,其他疾病的发展、变化也同样和性格有关,如高血压会因患者性格急躁、容易激动而加剧;也能因患者性格平和,情绪稳定而好转。性格脆弱者会因一次精神上的打击而发生精神病;而性格坚强,凡事泰然处之者则不易得此病。同时,还发现相当多数癌症患者年轻时的性格欠佳。因此,得出的结论是良好性格有益于健康,不良性格有损于健康。美国斯坦福大学心理学专家索伦森博士说:"改变性格,这对成年人绝不是轻而易举,一蹴而就的。不过,一旦他们认真改正,很快就会尝到甜头。他们不再终日紧张忙乱,疲于奔命,而是有张有弛,有劳有逸……同时,眼界开阔了,人和人之间的关系和工作安排也有了明显的改进。许多经过这种适应性改变的老心脏病病人,不仅症状越来越轻,工作和社会关系也越来越好。这都有助于他们自觉地在改变性格上不断努力。"

由此可见,保持愉快心情的前提是要养成良好的性格,培养自己成为一个性格开朗、乐观、风趣、幽默、诙谐的人。

五、学会调整不良情绪

人有各种各样的情绪,这是人对外界刺激的心理生理反应。尤其到了老年,会出现各种往日未曾有过的各种情绪。这是由于他们的生理变化而导致的心理变化。一般说来,人在 40—70 岁,脑神经细胞比青年时期减少 20% 以上,大脑的退变可以产生各种不良情绪。那么,应用什么样的方法来克服老年人的不良情绪呢?

1. 疏泄法

疏,疏发;泄,发泄。所谓疏泄法,是指当人在处于逆境,心情不佳时,千万不要把痛苦忧伤闷在心里,一定要发泄出来。事实证明,疏泄法可使人从苦恼、郁结的消极心理中得以解脱。美国圣保罗精神病学研究室主任威廉·弗列有个有趣的实验,在受试的 200 名男女中,有 85% 的女性和 73% 的男性在因痛苦而致哭泣后,自我感觉都比哭之前好得多,健康状况也有改善。又如中国古代名著《红楼梦》中的林黛玉是典型 1 例。由于特殊的人生经历形成了她独特的个性。在第二十七回中写到黛玉探视宝玉,因丫头不给开门而感伤的情形:"紫鹃、雪雁素日知道林黛玉的情形无事闷坐,不是愁眉,便是长叹。"那黛玉倚着床栏杆,两手抱着膝,眼睛含着泪,好似木雕泥塑一般,直坐到二更天才睡了,因此,终于早夭,令人扼腕叹息。

由上可知,当人们在遇到负性生活事件并引起不良情绪时,千万不要强硬压制自己的感情,应学会适当地发泄。不论是痛痛快快不失体面地哭一场,还是在知心朋友面前倾诉衷肠，以及到空旷野地引吭高歌或恶语重拳地自我发泄，只要无碍于他人，又有助于摆脱不良情绪的困扰，都不失为聪明的举动。有条件的老人还可拨通热线电话，既可毫无顾忌地倾诉你内心的苦衷，又可得到咨询员真诚的安慰和有效的指导，使你受益更大。

2. 节制法

节制法即节制、调和情感，防止七情过激，从而达到心理平衡的目的。如《吕氏春秋》里说："欲有情，情有节，圣人修养以止欲，故不过行其情也。"事实上只有善于避免忧郁、悲伤等不愉快的消极情绪，使心理处于怡然自得的乐观状态，才会对人体起着良好的作用。《医学心悟》归纳了"保生四要""戒嗔怒"即为一要；《泰定养生主论》强调养生要做到"五不"，"喜怒不妄发"列为第二；《养性延命录》概括的养生"十二少"，主要讲的就是节制七情，诸如少愁、少怒等等。《老老恒言》里说："卜借气以充身，故平日在乎善养。"最忌是怒，怒气一发，则气逆而不顺，窒而不舒，伤我气，即足以伤我身。那么，平日又如何制怒呢？

（1）要保肝：因为"肝主怒"，经常发怒的人，往往是肝的功能失常，如《黄帝内经》里说："肝气实则怒。"若是肝气郁结所致发怒，应当舒肝解郁；若是肝火引起的，应当清泻肝火；若是肝阳上亢引起的，应当滋阴潜阳。

（2）遇事冷静：因为不管怎样的怒，常常是不能冷静思考的结果。一个人活在世界上，总会遇到不如意的事，但暴跳如雷就能解决问题吗？恰恰相反，不但解决不了问题，反而会招致更坏的后果。因此，遇事一定要冷静，才能积极思考，想出对策，圆满解决问题。

（3）加强修养，防怒于未然：因为经常联系群众，加强自身修养，可使人心胸坦荡，提高观察和理解事物的能力，能够正确处理将要发生的令人发怒的事情。

（4）当神情兴奋、愤怒、狂躁之时，可听一些节律低沉、凄切悲凉之曲。

3. 移情法

通过一定的方法和措施改变人的情绪和意志，以解脱不良情绪的苦痛，又称转移法。《临证指南医案》中说："情志之郁，由于隐情曲意不伸……郁证全在病情能移情易性。"《续名医类案》里说："失志不遂之病非排遣性情不可。"《理瀹骈文》里更明确指出："七情之病者，看书解闷，听曲消愁，有胜于服药者矣。"常用的移情法很多,主要如下。

(1)运动移情法

在情绪激动与别人争吵时;最好的方法是转移一下注意力,去参加体育锻炼,如打球、散步、打太极拳等。

著名医学家李东垣在《脾胃论》里说:"劳则阳气衰,宜乘车马游玩"。即是说旅游可解除烦恼,有利于身体健康的恢复,当思虑过度,心情不快时,应到郊外漫游或消遣,让山清水秀的环境调节消极情绪,让自己陶醉在蓝天白云、鸟语花香的自然环境里,舒畅情怀,忘却忧烦。

(2)琴棋书画移情法

在烦闷情绪不佳时可听听音乐,欣赏戏剧,观赏幽默的相声或哑剧,这样能乐得捧腹大笑,精神振奋,紧张或苦闷的情绪也随之而消。如吴师机说:"七情之病者,看书解闷,听曲消愁,有胜于服药者矣。"《北史·崔光传》也说:"取乐琴书,颐养神性。"

由上可知,老人们平时应根据自己的兴趣和爱好,从事自己喜欢的活动,如书法、绘画等。用这些方法排解愁绪,寄托情怀,舒畅气机,颐养心神,有益于人的身心健康。

4. 暗示法

早在《黄帝内经》中就已记载了运用暗示疗法的范例。如《素问·调经论》里说:"按摩勿释,出针视之曰:我将深之,适人必革,精气自伏,邪气散乱。"意思是说,医生要先在病人应针刺的地方不停地进行按摩,并拿出针来给病人看,口里说我将把针扎得很深,这样,病人必然会集中注意力,使精气深伏于内,邪气散乱而外泄,从而提高针刺的疗效。

由上可知,暗示法不仅影响人的心理与行为,而且能影响人体的生理功能。此法一般多采用语言暗示,也可采用手势、表情,或采用暗示性药物及其他暗号来进行。《三国演义》里有个"望梅止渴"的故事,即是暗示法的例证。

暗示法与说服不同,因为它是通过语言使病者不经逻辑的思维和判断就自觉地接受医生灌输给自己的观念;而说服的作用则在于道德理念的认同。

5. 升华超脱法

此法亦是人们摆脱不良情绪刺激的好方法。众所周知,《史记》的作者司马

迁,他因替李陵辩解,得罪皇帝而下狱,惨受宫刑。司马迁为转移不幸遭遇所带来的苦痛心境,以坚强不屈的毅力全身心地投入《史记》的撰写之中,以舒志解愁,调整和缓解心理矛盾,把身心创伤等不良刺激变为奋发努力的动力。由此例可知,所谓升华法,就是用顽强的意志战胜不良情绪的干扰,用理智和情感将其化为行动的动力,投身于事业中去。

超脱法,即超然。把事情看得淡一些,脱离导致不良情绪的环境。如老年人在丧失老伴后,可考虑换一下居住地,换环境以防触景生情。有时在与子女和邻居发生矛盾时,可以到环境优美的公园或视野开阔的海滨散步、玩一玩,这样可驱除烦恼。

6. 说理开导法

此法是正确运用"语言"这一工具进行启发诱导,宣传防病知识,分析疾病的原因与机制,解除患者的思想顾虑,提高战胜疾病的信心,使之主动地配合治疗,从而促进健康的恢复。《黄帝内经》里说:"人之情,莫不恶死而乐生,告之以其败,语之以其善,导之以其所便,开之以其所苦,虽有无道之人,恶有不听者乎。"此谓说理开导法的起源。所谓"告之以其败",即向患者指出疾病的性质、原因、危害、病情的轻重,以引起病人对疾病的注意,使病人有认真对待疾病的态度。所谓"语之以其善",即向患者指出只要与医务人员配合,治疗及时,措施得当,是可以恢复健康的,以增强患者战胜疾病的信心。所谓"导之以其所便",即告诉患者如何调养和治疗的具体措施。所谓"开之以其所苦",即帮助患者解除紧张、恐惧和消极的心理状态。

由上可知,心理开导最常用的方法是解释、鼓励、安慰。其中解释是说理开导法的基础。实行解释须向患者讲明疾病的前因后果,解除其思想顾虑,密切医患关系,从而达到康复的目的。鼓励和安慰是在患者心理受到挫伤、情绪低落之时实行的康复方法;在患者出现疑虑、忧愁时,医者以充足的信心作出解释,担负起责任,以消除患者的紧张与焦虑。

俗话说:"快乐有人分享是更大的快乐;痛苦有人分担,就可以减轻痛苦。"所以,当人们在生活中受到挫折或遭到不幸时,可找自己的知心朋友、亲人倾诉苦衷,或向亲朋好友写书信诉说苦闷,以便从亲人和朋友的开导、劝告、同情和安慰中得到力量和支持。

7. 以情制情法

又叫情志制约法,创自于《黄帝内经》。如《素问·阴阳应象大论》指出:"怒伤肝,悲胜怒";"喜伤心,恐胜喜";"思伤脾,怒胜思";"忧伤肺,喜胜忧";"恐伤肾、思胜恐"。以情制情法是根据情志及五脏间存在的阴阳五行生克原理,用互相制约、互相克制的情志,来转移和干扰原来对机体有害的情志,借以达到协调情志的目的。此谓中医学独特的心理治疗与康复方法。这一心理治疗的原则到金元时代,以著名医学家张子和的《儒门事亲》为代表,达到了充分发展和广泛应用的水平。正如他所指出的:"悲可以制怒,以怆恻苦楚之言感之;喜可以治悲,以谑浪戏狎之言娱之;恐可以治喜,以恐惧死亡之言怖之;怒可以制思,以污辱欺罔之事触之;思可以治恐,以虑彼志此之言奇之。凡此五者,必诡怪谲诈,无所不至,然后可以动人耳目,易人听视。"

在使用以情制情法时,要在患者有所预感时,再进行正式的情志治疗,不要采取在患者毫无思想准备之时,突然地进行,并且还要掌握患者对情志刺激的敏感程度,以便选择适当方法,避免太过或不及。

喜伤心者,以恐胜之。以恐胜之,又叫惊恐疗法,适用于神情兴奋、狂躁的病证。《儒门事亲》里载:有一位庄医生"治以喜乐之极而病者,庄切其脉,为之失声,佯曰:吾取药去,数日更不来。"于是患者便渐渐由怀疑不安而产生恐惧,又由恐惧产生悲哀,认为医生不再来是因为自己患了重病。病者悲泣,辞其亲友曰:"吾不久矣!庄知其将愈,慰之。"这个病例说明了庄医生采取按脉失声与取药数日不至而取效,此即,"恐可胜喜"。

《洄溪医案》里亦记载一例喜病恐胜之例:某人新考上状元,告假返乡,途中突然病倒,请来一位医生诊视。医生看后说:"你的病治不好了,七天内就要死,快赶路吧,抓紧点可以回到家中。"新状元垂头丧气,日夜兼程赶回家中,七天后安然无恙。其仆人进来说:"那位医生有一封信,要我到家后交给您。"只见信中讲到:"公自及第后,大喜伤心,非药力所能愈,故仆以死恐之,所以治病也,今无妨矣"。

以上二例,说明喜伤心者,可以恐解之。原因何在呢?《吴医汇讲》解释说:"必有所乐谓之喜,何仅谓喜伤心哉?凡人之气,以平为期,不及者病,过者亦病。经曰:'心藏神,神有余则笑不休'。试即以'不休'二字味之,乃乐之过而失

其正也。当此乐以忘忧之际，有放心而不知求其心，所藏之神不亦因之而涣散乎？至于恐能胜喜，其义维何？盖喜为心志，恐为肾志，水能制火，既济之道也。抑更有显而易见者，人当极喜之时，适有恐惧之事，猝然遇之，莫不反喜为忧者，惟喜之情缓于恐，而恐之情急于喜也。是以水火克制之理言之，或近傅会，而不知胜复之道本乎人情，实有深相印合者。"

思伤脾者，以怒胜之。以怒胜之，是利用发怒时肝气升发的作用，来解除体内气机之郁滞的一种疗法。它适用于长期思虑不解，气结成疾或情绪异常低沉的病症。《续名医类案》载：一富家妇人，伤思虑过甚，二年余不寐。张子和看后曰："两手脉俱缓，此脾受之也，脾主思故也。"乃与其丈夫怒而激之也，多取其财，饮酒数日，不处一法而去，其人大怒，汗出，是夜困眠，如此者，八九日不寐，自是而食进，脉得其平。此例说明了思之甚可以使人的行为和活动调节发生障碍，致正气不行而气结，或阴阳不调，阳亢不与阴交而不寐，当怒而激之时，逆上之气冲开了结聚之气，兴奋之阳因汗而泄，致阴阳平调而愈。

《四川医林人物载》里也记述了一例郁病怒激之病例：青龙桥有位姓王的儒生，得了一种怪病喜欢独居暗室，不能接近灯光，偶尔出来则病情加重，遍寻名医而屡治不验。一天名医李健昂经过此地，家人忙请他来诊视。李氏诊毕，并不处方，却索取王生昔日之文，乱其句读，高声朗诵。王叱问："读者谁人？"李则声音更高。王气愤至极，忘记了畏明的习惯，跑出来夺过文章，就灯而坐，并指责李氏："你不解句读，为何在此高声嘶闹？"儒生一怒之后，郁闷得泄，病也就好了。

悲伤心者，以喜胜之。以喜胜之，又称笑疗。对于由于神伤而表现的抑郁、低沉的种种病症，皆可使用。在《医苑典故趣拾》中有这样一则笑话：清代有位巡抚大人，抑郁寡欢，成天愁眉苦脸。家人特请名医诊治，当名医问完其病由后，按脉许久，竟诊断为"月经不调"。那位巡抚大人听罢，嗤之以鼻，大笑不止。连连说道：我堂堂男子，焉能"月经不调"，真是荒唐到了极点。从此，每回忆及此事，就大笑一番，乐而不止，这是名医故意以常识性的错误所引起的发笑。

金元名医朱丹溪曾遇到一青年秀才，婚后不久突然亡妻，故终日哭泣悲伤，终成疾病。求尽名医，用尽名药，久治无效。朱丹溪为其诊脉后说："你有喜脉，看样子恐怕已有数月了。"秀才捧腹大笑，并说："什么名医，男女都不分，庸医也！"此后，每想起此事，就会自然发笑，亦常将此事作为奇谈笑料告诉别人，与众人同乐。日移月转,秀才食欲增加,心情开朗,病态消除。这时,才告诉他这是以喜乐制胜悲忧的治法。

恐伤肾者,以思胜之。以思胜之,主要是通过"思则气结",以收敛涣散的神气,使病人主动地排解某些不良情绪,以达到康复之目的。《晋书·乐广传》记载:常有亲客,久阔不复来,广(乐广)问其故。答曰:前在坐,蒙赐酒,方欲饮,见怀中有蛇,意甚恶之,既饮而疾。于时河南听事壁上有角弓、漆画作蛇,广意杯中蛇即角影也。复置酒于前处,谓客曰:酒中复有所见不?答曰:所见如初。广乃告其所以,客豁然意解,沉疴顿愈。"杯弓蛇影"这一成语所讲的历史事实,说明由恐惧引起的疾病,可以用"深思"的方法来解除其恐惧紧张的心理状态,从而使疾病消除,恢复健康。

怒伤肝者,以悲胜之。以悲胜之,是根据《黄帝内经》"悲则气消"和"悲胜喜"的作用,促使病人发生悲哀,达到康复身心的目的一类疗法。对于消散内郁的结气和抑制兴奋的情绪有较好作用,最适于病人自觉以痛苦为快的病症。《儒门事亲》中载:张子和治妇人病,问病人曰:"心欲常痛哭为快否?"妇曰:"欲如此,余亦不知所谓。"张又曰:"少阳相火,凌灼肺金,金受屈制,无所投告。肺主悲,但欲痛哭为快也。"于是,张子和鼓励病人尽量痛哭,其病得以康复。此病例为木火灼伤肺金,肝肺气郁,故以哭出为快。

这里还要说明的是,在运用"以情制情"疗法治疗因情志因素所导致的病变时,要注意刺激的强度,即治疗的情志刺激,要超过致病的情志因素,或是采用突然地强刺激,或是采用持续不断地强化刺激。总之,后者要超过前者,否则就达不到以情制情的治疗目的。

六、怎样制怒好

"怒"为七情之一,也是重要的致病原因。两千多年前的《黄帝内经》里说:"怒则气逆,甚则呕血及飧泄矣。"怒为肝之志,怒动于肝则气逆而上;气逼血升,血随气出,故其则呕血。肝木肆横,乘袭脾土,以症见飧泄。《三国演义》中有诸葛亮"三气周瑜"的故事。周瑜,身为东吴的大都督,雄姿英发,统帅几十万大军,驰骋疆场为何能被诸葛亮气死呢?原来周瑜刚愎自用,"讨荆州"惨败于巴蜀,大怒之下,口吐鲜血而亡。临死之前,还对天长叹:"既生瑜,何生亮!"英国著名生理学家亨特，天生脾气急躁，他生前常说："我的命运早晚断送在一个惹我真正动怒的坏蛋手上。"结果，在一次医学会议上，"坏蛋"出现了，他盛怒之下，心脏病猝发，当场身死。由上可知，怒对人体健康的影响是很不利的。林则徐把"制怒"作为自己的座右铭，就很有道理。当人发怒时，会出现心搏加速，特别是有心脏病的人，有可能由于严重心律失常，诱发心肌梗死而猝死。公元一世纪时，古罗马国王纳瓦，在一次御前会议上，因有人大胆顶撞冒犯他，不禁大发怒火，拍案而起，瞬息倒地身亡。可见，暴怒，往往会使人断送生命。意大利一家周刊对一个居民区里两年内死亡者的调查表明，爱发怒者的死亡率，比有愉快情绪的人要高出 6 倍。美国医学博士汤姆斯，对高血压、心脏病患者的情绪进行统计分析，易怒者的发病率为 77.3％，而处事谨慎，情绪稳定者的发病率为 25％。国内外的学者都认为，如果一个人的情绪易于激动，经常大发雷霆，整天在坏的情绪下过日子，极易患"寿命缩短病"。因此，要想"尽终其天年，度百岁乃去"，就必须"制怒"。那么，怎样制怒呢？

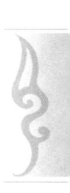

一是保肝。中医学认为，"人有五脏化五气，以生喜怒悲忧恐"，就是说，人之七情生于五脏，具体地讲，心主喜，肝主怒，肾主惊恐，脾主思，肺主悲忧。所以，要制怒，必须保证肝的功能正常。正如《灵枢·本神篇》所说："肝气实则怒，肝气虚则悲。"怒是发脾气的表现。肝主怒，肝气旺盛的人，一旦遇到不合己意的事，就往往气愤不平。怒则气上，怒气暴发。肝藏血，因发怒而损伤肝血，致阴血亏损不能濡肝而肝失所养，则肝火愈旺，更易动怒。而肝血愈伤，此所谓"怒伤肝"。这就说明，经常发怒的人，往往是肝功能失常的表现。若是肝气郁结所引起的，当疏肝解郁；若是肝火上炎引起的，当清泻肝火；若是肝阳上亢所引起的，当滋阴潜阳。

二是以情制情。就是指医者以言行、事物为手段，激起病者某种情态变化，以达到控制其病态情绪，促进身心康复的一类方法。中医学认为，情态之病，必以情治。具体到"怒"，《黄帝内经》提出"悲胜怒"，就是以悲哀之情来治疗"怒"。在中医康复学中所做悲疗，其机制是肺主悲，金克木，故悲哀之情能抑制怒。此外，《素问·举痛论》还提出"悲则气消"，即悲哀能使气郁消散，而发怒常常是肝气郁结的表现，所谓"气有余便是火"。

三是加强修养。防怒于未然。经常博览群书，加强自身修养，可使人心胸坦荡，提高洞察和理解事物的能力，能够正确处理将要发生的令人发怒的事。

歌德在年轻时,因受失恋之苦的折磨,几次想自杀,把匕首放在枕头底下睡觉。但他后来终于抑制了这种轻率的行为,把已经破灭的爱情作为素材,写出一部震撼世界的名著《少年维特之烦恼》。

四是培养革命的乐观主义精神,经常心情愉快。怒的产生虽然是多种原因所引起,但遇到挫折或被人恶意地攻击时最容易发生。此外,在心境不好的时候,也容易被激怒。而经常保持心情愉快,宽容大度,就能正确对待上述情况。《素问·举痛论》指出:"喜则气和志达、荣卫通利"。荣卫通利,即人体营气、正气能正常运行,营气为血中之气,行于脉中,卫气行于脉外,两者的正常运行,是心情愉快的结果。中医学认为"气血不和,百病乃变化而生",而怒为百病之一,这就足以说明培养革命乐观主义精神的重要性。

五是遇事冷静。怒,按其强度不同,可以分为愠怒、愤怒、大怒和暴怒几种。但不管怎样的怒,常常是不能冷静思考的结果。一个人活在世界上,总会遇到不如意的事,但暴跳如雷就能解决问题吗?恰恰相反,不但解决不了问题,反而会招致更坏的后果。因此,遇事一定要冷静,才能积极思考,想出对策,圆满解决问题。

六是及时宣泄。如心有不平之事,可及时向领导汇报,向知心朋友倾诉,甚至痛痛快快地哭一场,千万不要闷在心里,气郁成疾。

七要经常听一些音乐。当神情兴奋、愤怒、狂躁之时,要听一听节律低沉、凄切悲凉之曲。

七、积精全神法

积精,就是积累固护精气,这样才能健全神气。《灵枢·本神》说"故生而来之谓之精,两精相搏谓之神"。两精,指阴精与阳精,搏,交会、聚合的意思。即男女两性的阳精与阴精相互交会所产生的生命力叫作神。从而指出神产生的物质基础是精,有精才能有神,精伤则神无所舍。平素精气旺盛者,多体格健壮,意识清楚,思维迅速而准确;若精亏体弱,则神志恍惚,意识不清,思维迟钝。故张景岳说:"气聚精盈则神旺,气散精衰则神去"。《素问·金匮真言论》也说:"夫精者,身之本也"。又如何积精呢?首要的是节房劳,即避免过度的性生活,对青壮年要求节欲,对老年人则要求绝欲。其次是不要过劳,因为"劳则气耗",

气耗精亦耗。老年人因精已亏,髓已虚,故可常服一些益精补髓的药物,如何首乌丸、六味地黄丸等。

八、顺四时,养意志

保养精神意志,应当顺从自然界四时气候变化的规律。春生、夏长、秋收、冬藏是外在环境的一个主要方面,精神意志活动是人体内在脏器活动的主宰,而内在脏器的活动必须与外在环境统一协调,才能保持身体健康。究竟如何根据不同季节,调养情志,《素问·四气调神大论》里有详细的阐明,这里只简述如下:即人的精神意志春天应当舒畅,夏天应当充实,秋天要安定内敛,冬天要伏藏而不露,这样才能顺从四时阴阳消长变化的规律,保持人体真元之气的充盛不衰。

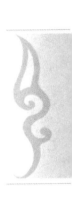

九、"祝说病由",移精变气

用精神疗法治疗疾病,源于《内经》,如《素问·移精变气论》说:"余闻古之治病,唯其移精变气,可祝由而已"。所谓祝由,就是转移病人的思想精神,因势利导,应用精神疗法治疗疾病。俗话说:"自家有病自家知,心病还要心药医"。用祝由方法治病,必须事先了解病人得病的原因,从而可以通过"祝说病由"的方式,转移患者的注意力,因而具有一定的调整气机的作用,对于某些疾病,特别是由精神刺激所引起的疾病,具有一定的治疗作用。对于一般的疾病,祝说病由也常可解除病人思想负担,稳定情绪,有利于治愈疾病和恢复健康。

十、阴平阳秘,精神乃治

这是《素问·生气通天论》里的一句话,意思是只有人体阴气平和,阳气固秘,即阴阳协调,人的精神活动才能正常。张景岳解释说:"人生所赖,惟精与神,精以阴生,神从阳化,故阴平阳秘,精神乃治"。这说明人的内外、表里、上下各部分之间,以及物质与功能之间,必须保持着动态的平衡,人体才能维持正常的精神活动。如果一旦破坏了这种动态平衡,势必产生阴阳偏盛偏衰的病理现象。如阴虚火旺之人，常表现出精神亢奋，急躁，易怒，话多，不易入睡，睡眠少，且梦多；而阳虚阴盛之人，常表现出精神不振，无精打采，多寐，话少。这里的精神亢奋与不振都是阴阳不调所致；治疗上当协调阴阳，阴虚阳亢的老年人，宜多食滋阴潜阳的食品，如米、豆、青菜、海带、木耳、桃李等；阳虚之老年人，宜食热量充足的食物，如精猪肉、羊肉、鱼、麦、果等。

十一、益气血养神法

《素问·八正神明论》说："血气者，人之神，不可不谨养"；《灵枢·平人绝谷篇》亦云："神者，水谷之精气也"。这都说明，神气的充沛，必须水谷精气充足，气血旺盛。而气血旺盛的关键在于胃气健全，因为胃气是气血生化之源。此外，还要加强身体锻炼，使气血运行流畅，老年气亏甚者，可服益气猪肚方（内有人参、猪肚、糯米、茯苓、生姜等药组成），血亏甚者，可服当归补血汤；易感冒者，服用"玉屏风散"，常有一定疗效。

十二、调情志，免刺激

中医学非常重视人的情志活动与健康的关系，提出七情为致病的重要因素，正如《素问·举痛论》所说："百病生于气也，怒则气上，喜则气缓，悲则气消，恐则气下……"。所以就要尽力避免长期剧烈的精神刺激。人们的生活不会是平静的，总有不称心如意的事，但心须要想得通，要精神愉快，因为"乐观者长寿"。巴甫洛夫曾说过："愉快可以使你对生命的每一跳动，对于生活的每一印象易于感受，不管躯体和精神上的愉快都是如此，可以使身体发展，身体强健"。现代医学业已证明，精神因素引起机体变化和功能障碍是多种多样的，如最常见的精神病及消化、心血管系统疾病等。甚至癌症也与情绪密切相关，不少癌症患者都有严重的精神创伤，或情绪过度抑郁，或精神过度紧张的历史。

十三、积极应对生活压力抗衰老

对于来自日常生活和工作中的压力，你是以疯狂的工作或玩乐来麻痹自己,还是沉浸在烦恼中不能自拔,或是平静稳妥地处理好问题呢?我们大多数人会出现前两种情形,对第三种则是心有余而力不足。其实,冷静地处理心理压力也不是什么难以做到的事。那些能在危机面前不惊不诧,保持冷静的人也并非天生就有这份能耐,他们都是在生活中磨炼出来的。

1. 识别心理紧张的征兆

心理紧张通常表现为身体和行为两方面的变化,具体反应因人而异。通常我们意识不到自己已处于心理紧张状态,往往当我们无法忍受而大肆发泄一通,得罪了一大串人之后,才意识到自己的异常。以下所列是一些最常见的心理压力征兆,有哪些是你所亲身经历的?

头痛及背部肌肉紧张、难以入睡、半夜醒来、常做噩梦、皮肤过敏或湿疹、不能深呼吸、没有食欲或食欲亢进、吸烟或饮酒过量、心跳过速、习惯性的紧张、想向家人或同事大吵大嚷、注意力难以集中。

如果你符合上述两个以上的征兆,就意味着你已处于心理紧张状态了,你应该抽出时间来回顾一下你的生活,确定到底是什么地方或事情超出了你的控制能力。

2. 找到控制压力反应的方法

生活中的压力是不可避免的,每个人面对压力的反应,不仅取决于压力本身的性质、程度,同时,自身的人格、个性等素质,对反应的强、弱、正、负将起到至关重要的作用。

不要让压力占据你的全部情绪,乐观是调整心理压力的关键。我们应将挫折视为鞭策自己前进的一种积极力量。不要养成消极的思考习惯,遇事要多往好处想。

3. 尝试创造一种内心的平静感

保持冷静是防止情绪失控的最佳方法,没有内心的平静,人们会觉得无所归依。在这种时刻,我们往往会对挫折做出过激反应,制造更多的焦虑与烦恼。

自我放松。每天早或晚进行 20 分钟的盘腿静坐,可创造一种内心的平静感。这种解除杂念的静坐冥想能降低血压,减少焦虑并减弱兴奋程度。

4. 平衡你的生活

许多人常抱怨说时间老是不够用,事情老也干不完。这种焦虑和受压抑感对许多人来说已成为生活的一部分。

记住真正能使你快乐的事情。许多女性在工作与家庭之间疲于奔命,结果弄得身心交瘁、紧张不安。一位研究心理压力调控法的专家说:"努力工作本身无可厚非,但应掌握一个度,不要过分委屈自己。工作不是人生的唯一目的。"

要平衡自己的生活就应尝试换个角度想问题,抽空去想一想或回味一下那些令自己快乐的事情。

(1)遇事要沉住气

"许多人面对压力就像面对一支抵在脑门的手枪一样,神经绷得紧紧的。他们觉得如果没有按期做完一件事或付清债务,一切就全完了。事实绝非如此,你应该首先问问自己,这是不是最糟糕的情形。如果不是(通常都不是)那么就别再为此愁眉苦脸了。"

(2)学会自我控制

如果你为某事而紧张不安,忧心忡忡是无济于事的。你应想个法子来解决这一问题。一个行之有效的方法是把一切都写下来。给自己空出一段很短的"烦恼时光",写下你最主要的烦恼、其产生根源及三种可行的解决方法。这样能使你的思维集中起来,以免把一个问题搅成一团乱麻。

十四、消除紧张的饮食

现代医学研究发现,维生素 C 具有缓和精神紧张的作用,维生素 C 含量丰富的食物,当然要首推新鲜蔬菜和水果,其中尤以草莓、柑橙、菠萝、青菜、西红柿、花椰菜、番薯等为最。

镁和钙对于消除紧张也有明显的作用。这两种矿物质能够影响肌肉收缩和神经系统细胞的转换。人体如果缺乏这两种物质,就会变得暴躁不安。镁通常存在于巧克力、水果中。人体每天至少要有 500 毫克的镁才足够;有的专家认为,一个人每天吃 200 克全麦面包、200 克鱼肉、300 克水果和 200～300 克蔬菜,就可获得足够的镁。钙通常存在于鲜奶、乳制品、淡水鱼(可以连刺吃的)、海藻、黄豆以及各类豆制品,其中尤以鲜奶和乳制品所含的钙最易吸收,其吸收率可高达 60%～80%。人体每天至少需要 800 毫克的钙才够。

另外,一些专家研究发现,吃零食也能解除紧张。一般来说,零食都是甜食,而甜食则可能使人的精神进入较佳的状态。例如糖果里的单糖和面包里的双糖均可导致人脑分泌一种化学物质,这种化学物质能使人平静及减低人们对痛楚的敏感,因此,人们吃零食后,就会使紧张的神经松弛下来。很多女人喜欢在经期前几天吃零食,就是这个道理。

十五、谨防乐极生悲

长沙有位老太太不到 60 岁,最喜欢搓麻将,常常搓到夜深人静,从不知道什么叫疲劳。不久前,她又去搓麻将。开始手气不佳,盘盘皆输,最后一盘时来运转,手中抓的尽是好牌,她不禁手舞足蹈,狂喜起来。不料乐极生悲,高叫一声:"我和了"。突然栽倒在牌桌上气绝身亡。其子女为此而伤心不已,责怪自己未能及时制止母亲整天搓麻将。

《黄帝内经》早就指出:"大喜伤心,大怒伤肝,大思伤脾,大忧伤肺,大恐伤肾。"对于大怒、大忧、大恐的危害性,人们深有认识,也很注意提防;唯独对"大喜伤心"则往往重视不够。所谓大喜伤心,伤的不仅指心脏,实际上大脑也包括在内,因为"心之官则思"。当人们因大喜而处于极度兴奋状态不能抑制时,血压便会急剧而持续地升高,甚至造成心脏血管破裂,导致猝死。因此,凡有高血压、心脑血管疾病的人一定要注意控制自己的情绪,哪怕是再令人兴奋、愉快的事,也不要心血来潮,忘乎所以,否则会乐极生悲。

十六、静则神藏,躁者消亡

养神的方法很多,但有一条必须要牢记,即"静则神藏,躁则消亡"。此句出自《黄帝内经》,即神宜静,而不宜躁。清静,一般是指精神情志保持淡泊宁静的状态,因神气静而无杂念,可达到真气内存,心神平安的目的。近年来,国内外不少学者都非常重视头脑冷静与健康关系的研究。

但由于"神"有任万物理万机的作用,故神常处于易动难静的状态。正如陈继儒《养生肤语》里所说:"今人作文神去,作事神去,好色神去,凡动静运用纷纭,神无不在。"陈师诚《养生导引术·呼吸》中亦云:"心如猿、意如马,动而外驰,不易安定。"所以,真正做到使精神安静是非常不容易的,只有认清了静神的意义,才能克服种种干扰,做到"静则神藏"。

静神养生的方法也是多方面的。如少私寡欲、调摄情志,顺应四时、常练静功等。就以练静功而言,它是以静神和调气为主要手段的练养方法。静功是气功中的一种,包括练意和练气两方面的内容,相当于古代的静坐、吐纳、调息、服气等方法。其中的练意(又称调心),即是调理精神状态,以达到促进神气入静的作用。眼耳为人体五官之一,是直接受外界刺激的主要器官,其功能受着神的主宰和调节。目清耳静则神气内守而心不劳,若目驰耳躁,则神气烦劳而心忧不宁。正如老子所说:"五色令人目盲,五音令人耳聋",即是说乱视杂听,则会使耳目过用不清。老年人由于阅历万千,思虑易起,其神更是易动难静,《千金翼方·养老大例》针对老年人这一特点,指出:"养老之要,耳无妄听,口无妄言,身无妄动,心无妄念,此皆有益老人也。"

历史上许多名人不仅在事业上独领风骚、登峰造极,而且在修身养性方面亦往往有独特建树,从而延年益寿,为后人留下了无数的养生佳话。"静养"就是他们极为喜爱的养身法宝之一。

武则天,这位中国历史上唯一的女皇,总揽朝政达 50 年之久,但却一直耳聪目明,思路敏捷。究其因,这与她在感业寺当了 3 年尼姑,潜心钻研"盘膝静坐"不无关系。晚年的武则天,朝政之余,经常身居深宫,瞑目静坐,纵然国事千头万绪,只要是静坐练功,就会身心不动,神智明清,因此 81 岁而终,算得上是寿星皇帝了。

苏东坡认为只要"心静",不胡思乱想,自然心平气和。每天天刚亮,即起身来,面向东或南,盘腿而坐,同时兼练气功,并叩齿、梳发、捏鼻几百次,长期不懈。他在一文中道:"此法甚效,初不甚觉,但积累百余日,功用不可量。"每次练功之后,自觉全身充满活力。在"人生七十古来稀"的宋代,他能活到 67 岁,确亦算是长寿了。

郭沫若,这位我国现代文学家巨匠,享年 86 岁,便是得利于"静养"。1914年初,他东渡日本,由于急躁和用脑过度,得了严重的神经衰弱,心悸、乏力、睡眠不宁。后来,他偶然在东京旧书店里买到了一本《王文成公全集》,读到王阳

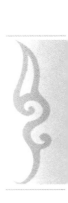

明以"静坐"法养病健身故事后,便开始试着学起来。每天清晨起静坐 10 分钟,临睡时也静坐 30 分钟,不到半个月,奇迹产生了。他的睡眠大有好转,胃口也恢复如常,尤其是精神上彻悟了一个奇异的世界。以后"静坐"一直陪伴他度过漫长而又曲折的一生。"静坐"使郭老从弱者变为强者,并赢得了高寿。

中曾根康弘,这位年已 80 余岁的日本前首相钟情坐禅。他的宗教观念很强,认为坐禅能促进睡眠,还能使紧张的精神得到松弛。曾有人做过统计,在他第一次就任首相之初的 4 个月中,就有 11 次跨进寺院,每次都要花 2~3 小时坐禅,盘腿而坐,耽于冥想。坐禅使中曾根仪表堂堂,风度翩翩,以强健体魄活跃于世界的政治舞台上。

第十讲　饮食有节抗衰老

人们渴望长寿,因为生命属于人们只有一次。长寿的方法尽管很多,但《内经》认为"饮食有节"是长寿的秘诀,如《内经》中说:"饮食有节……乃尽终其天年度百岁乃去"。天年,即天赋的年岁,古人认为是 120 岁,能否活到这个岁数,很重要的一条是要做到"饮食有节"。

想吃什么就吃什么,什么好吃就吃什么,往往造成饮食失宜,损伤脾胃,导致多种疾病。《内经》所说的"饮食自倍,肠胃乃伤","膏粱之变,足生大疔","因而大饮则气逆",就是饮食不节所造成的诸多病变。科学研究证实,有 30% 的疾病与"饮食不节"有关。当今社会的肥胖病、糖尿病、动脉硬化、高血压、痛风病、高脂血症、冠心病、溃疡病在很大程度上与饮食因素有关。

一、饮食抗衰老的机制

运用饮食疗法抗衰老,早已为历代医家所重视。饮食疗法的效果是通过补肾健脾、滋养气血、祛病疗疾而产生的。为什么这样说呢?

第一,人的生长、发育、衰老与肾的关系极为密切。因为衰老的速度,寿命的长短,在很大的程度上取决于肾气的强弱。若肾气充实,人就会生机勃勃,富有生命活力;若肾气虚衰,人就容易衰老,甚至未到老年便老态龙钟了。

第二,中医学认为"有胃气则生,无胃气则死"。而胃气是脾胃功能的总和。脾胃同居中焦,共同完成饮食水谷的消化吸收功能。如果脾胃虚衰,不能消化吸收饮食水谷,人体所需的营养物质得不到及时补充,便会出现营养不良、贫血、水肿、气短、头晕、四肢无力等各种各样的疾病或症状,从而加速衰老,甚至死亡。故凡能健脾补胃的食物,都有一定的抗衰老作用。

第三，因为气血是人体生命动力，肌体生化之源，人之五脏六腑，四肢百骸，五官九窍皆赖其衍化和不断充养。因此，尽管人体衰老的原因很多，表现复杂，但都必须伴随着气血的病变，故凡能滋养气血的食物，均可延年益寿。

第四，凡是治疗作用显著的食物，均有一定抗衰老作用。疾病是健康的大敌，如癌症、心血管系统疾病等。中医学认为，"药食同源"，不少食物都有显著治疗疾病的作用。

二、能抗衰老的科学饮食法

1. 细嚼慢咽增君寿

俗话说，"细嚼慢咽，益寿延年"。这句话旨在说明养成细嚼慢咽的良好习惯，对人健康长寿具有十分重要的意义。作为进食原则之一，历代养生学者和医学家对此都很倡导，其中确实包含着不少科学养生的道理。

食物进入口腔后经牙齿嚼碎，与唾液混合后形成食团，然后吞咽进入胃。食物在口腔中咀嚼得越细，越有利于食物在胃肠的消化吸收，同时还能促进唾液的分泌，所以细嚼慢咽和古人所倡导的唾液养生有着密切关系。

唾液俗称口水，中医学认为它是津液所化，脾胃所主，有营养强身的作用。现代研究表明，唾液中含有唾液淀粉酶，可使食物成分中的淀粉分解并转化成易于吸收的麦糖。唾液不仅有助于初步消化食物，而且有中和胃酸，保护胃黏膜，保护口腔，杀菌和混合，杀灭食物中的某些细菌，清除口腔中的有害物质的作用。此外，唾液中还含有分泌型免疫球蛋白、氨基酸、维生素等一些酶类以及唾液腺激素等物质，这些物质的分泌又与人体生长素和交感神经系统的功能密切相关，细嚼慢咽恰恰能够良性地刺激唾液分泌，使"玉泉"涓涓而出，润五脏，悦肌肤，有益于健康长寿。

养成细嚼慢咽的饮食习惯，还能帮助稳定情绪，有助于进食时抛开头脑中各种琐事，把注意力转移到饮食上来。这样既能增加食欲，又可促进饮食中营养物质的消化吸收。

《黄帝内经》中提到："五八肾气衰，发堕齿槁……八八则齿发去。"的确，随着年龄增长，牙齿的磨损逐渐增加，老年人口腔中会出现种种衰老的征象，如牙龈或牙根萎缩，甚至牙齿松动和脱落；唾液分泌量减少，进而出现口腔干燥；味觉也相应减退，致使食欲下降。同时老年人胃肠道的消化功能也在逐渐减退。老人如果进食粗糙，过猛过快，会使牙齿的磨损更加严重，牙齿咬面的釉质日益减少；同时也加重胃肠和循环系统的负担，甚至出现消化吸收障碍，或诱发其他疾病。所以，老年人进食切忌狼吞虎咽，暴饮暴食，或"饥后大食"、"渴而大饮"。如果不注意这些，就容易造成食物积滞胃肠而致气血逆乱，即现在所说的消化道机械性梗阻及其他胃肠疾患，平素患高血压、动脉硬化的老年人，因此而诱发心绞痛、心肌梗死和脑血管意外的例子并非少数。所以"大饥莫大食，大渴莫大饮"，适量进食，细嚼慢咽对老年人的保健十分重要。

一般来说，老年人每口饭宜咀嚼 30 秒左右，并且一口饭要细嚼数十次，然后慢慢咽下，三餐如是。如能长期坚持，养成习惯，就会收到良好效果。此外，还需注意进食时宜用双侧牙齿咀嚼食物，或两侧牙齿交替使用。咀嚼时牙不宜用力过猛，而应频频叩动，这与中医"齿宜常叩"的养生原则是一致的。

2. 抗衰宜节食

所谓节食是指对饮食要有节制，不要吃得太多、太好，如在《内经》中就已提出"饮食自倍，肠胃乃伤""因而大饮则气逆"，这里的气逆是指酒喝多了。可使胃气上逆，产生呕吐、气喘之类的病变。"食物半饱无兼味，酒至三分莫过频"，这是对如何节食的具体描述。

这也是在告诫人们饭要少吃一点，酒亦要少喝一些，这样会对身体有好处。

美国的初步实验结果表明，轻微饥饿有助于防治一些常见病，从而可延长寿命。

来自加利福尼亚大学洛杉矶分校的罗伊·沃尔福德教授报告说，从 1991 年至 1993 年，他和七位同事在亚利桑那州大沙漠"第二生物圈"里"与世隔绝"地生活了两年。他说，进入"第二生物圈"旨在试验人类能否在太空生存。科学家们在那里制造维持自己生命所需要的空气，把自己用过的每一滴水收集起来循环使用，种植自己食用的作物。由于环境恶劣，科学家们在"第二生物圈"内能吃到的食物很少。沃尔福德记录了减少食量后这些科学家身体状况发生的变化：4 名男子的体重平均下降 18％，4 名女子的体重平均下降了 10％。8 位科学家的血压平均下降 20％，血糖和胰岛素平均下降 20％。8 人的胆固醇值由平均的 195 下降到"极其健康和正常的 125"。沃尔福德教授说,他 1993 年走出"第二生物圈"后继续减少食量,"因为这样有助于健康长寿"。

近百年来,科学家们一直在实验室里通过实验鼠做类似的实验。例如,让一部分实验鼠吃饱,而让另一部分实验鼠的食量减半,结果发现,半饥饿实验鼠的体能和精神状态比吃饱的实验鼠好得多,心脏更健康,免疫力更强,患癌症的比例低,生殖能力更旺盛,寿命长 70%。在被问及许多长期处于半饥饿状态的发展中国家的人们的寿命为什么短时,沃尔福德教授说,这是因为营养不良,而不是吃得少。

自 20 世纪 30 年代开始,人们对节食抗衰的研究,迄今已经历了四个阶段。第一阶段始自 1934 年首次发现限制老鼠的饮食量能显著地延长其寿命。第二阶段大约 1975 年以前,人们对节食抗衰的研究着重在其作用的探索上,也就是说观察到节食抗衰的主要作用在于降低了老年病的发生率,改善了老年性代谢。而 1975 年以后,节食抗衰的研究越来越转向机制方面的研究,对节食抗衰的机制提出了种种假说。这也就是第三阶段。第四阶段则是使节食抗衰从动物实验走向人类应用。

人体对饮食的消化、吸收、输布、储存主要靠脾胃来完成;若饮食过度,超过了脾胃的正常运化食物量,就会产生许多疾病。

饮食过量,在短时间内突然进食大量食物,势必加重胃肠负担,使食物滞留于肠胃,不能及时消化,就影响营养的吸收和输布。脾胃功能也因承受过重而受到损伤,其结果是难以供给人体生命所需要的足够营养。《东谷赘言》曾明确指出多食对人的具体危害:"多食之人有五患,一者大便数,二者小便数,三者扰睡眠,四者身重不堪修养,五者多患食不消化。"

人一生中接触最多的是饮食,饮食无度岂能健身。平时饮食应注意"五戒"、"四不":饥戒暴饮,累戒即饮,喜戒狂饮,愁戒不饮,暮戒饱饮;不饮空心茶,不饮无量酒,不贪喜食之物,不吃相克之食。归结一点,人生在世应忌避一个贪字。贪是人之弱处,就饮食而言,贪食者多病,只有饮食有节度,才能体健命长。

此外,饮食亦不可过少,有些人片面认为吃得越少越好,强迫自己挨饿,结果身体得不到足够的营养,反而虚弱不堪。正确的方法是"量腹节所受",即根据自己平时的饭量来决定每餐该吃多少。

阿拉伯民族有一句谚语:"老头子最毒辣的敌人,莫过于手艺高明的厨子。"

这话颇有些道理。因为"手艺高明的厨子",必然是烹调手艺超乎一般,制作出来的菜肴、点心,也必然是风味特佳,诱人馋涎的。别说是老头子,就是一般的人,在这美味佳肴之前,不禁也要放开肚量饱吃一顿,失去控制。郭沫若同志学过医,他分析了杜甫之死,祸端在于耒阳县令送给他的一坛酒和牛肉,不无道理。

3. 晚餐少吃宜防老

"晚饭须要少",对于许多人,许多家庭来说,这一条是做得最不好,他们不是少,而是饱。

现在有很多家庭,白天多忙于工作与学习,吃饭往往潦草敷衍,晚上,全家会聚一堂,则荤腥鱼肉,肴馔丰盛。殊不知,这种进餐方式对人们来说是很不合适的,久而久之会带来多种疾病。

（1）晚餐过饱与胃肠疾病

晚餐过饱,大量食物充盈胃肠,不仅影响胃肠的蠕动,还会影响到食物与消化液的接触机会,使消化液供不应求。由于消化不完全,食物停滞于胃肠,经肠道中细菌分解后会产生毒素。这些毒素反过来又刺激胃肠黏膜,容易引起急性消化不良,或导致慢性胃肠疾病,即中医所谓"中满不消,而脾胃大伤矣"。

（2）晚餐过饱与糖尿病

通常机体对吸收的血糖能迅速进行处理,使血糖保持在一定水平,否则血糖浓度过高,超过肾糖阈,就可能出现糖尿。试验表明,热量集中在晚餐的进餐方式会加速糖耐量降低。特别是中老年人长期晚餐过量,反复刺激胰岛素大量分泌,使胰岛负荷加重;往往造成胰岛细胞功能提前衰竭,进而产生糖尿病或加重病情恶化。对糖尿病患者来说,饮食控制是治疗的基础,晚餐足吃足喝只会加重病情,进食量必须按医嘱而定。

（3）晚餐过饱与冠心病

晚餐吃得太油腻,血脂猛然升高,由于睡觉以后人的血液流速明显减低,大量血脂容易沉积在血管壁上,造成动脉粥样硬化而引起冠心病、高血压等疾病。此外,研究表明,热量摄入不平衡可致胆固醇增高。晚餐热量集中可引起胆固醇升高,还会刺激肝脏制造低密度和极低密度脂蛋白,把过多的胆固醇运载到动脉壁堆积起来,成为诱发动脉粥样硬化和冠心病的又一原因。

（4）晚餐过饱与猝死

有些中老年人，由于晚餐一顿吃进含大量的高脂肪、高蛋白质食品，在睡梦中突然发生休克，来不及抢救随即死亡的情况时有发生。其主要原因是晚餐过饱，食物充盈饱满的胃肠，加之躺卧时压迫肝、胰、胆等消化器官，使胆管、胰管压力增高，使消化液的"共同通道"阻塞，最终造成了凶险的急性坏死性胰腺炎。

（5）晚餐过饱与肠癌

全天的优质副食品大部分集中在晚餐，活动又少，必然有部分蛋白质不能消化，这些物质在大肠内受到厌氧菌的作用，产生含胺、酚、氨、吲哚及甲基吲哚等毒性物质。这些物质不但刺激肠壁，且可吸收入血液，增加肝、肾等解毒器官的负担和大脑的毒性刺激。晚餐高脂膳食还使胆汁分泌增多，胆汁酸在肠道厌氧菌作用下，可生成脱氧胆酸等致癌物质，从而促进大肠癌发病率增高。

（6）晚餐过饱与神经衰弱症

晚餐过饱使膨胀的胃肠对周围脏器造成压迫，胃肠、肝、胆、胰等在饱餐后的紧张劳作会产生大量信息传入脑细胞，使大脑相应部位的细胞活动起来。一旦兴奋的"波浪"扩散到大脑皮质其他部位，就会诱发出各种各样的噩梦，常使人感到疲乏不适，久之还会引起神经衰弱等疾病。

（7）晚餐过饱与肥胖

肥胖虽然有生理性和病理性等多种复杂原因，但和晚餐质优量多有一定关系。人体的各种生理功能、代谢变化都有一定规律，基础代谢下午高于上午，迷走神经的兴奋也是晚上高于白天。迷走神经的兴奋可促使胰腺分泌旺盛，各种消化酶含量增高，使消化食物能力加强，晚餐酒足饭饱，血糖和血中氨基酸、脂肪酸浓度增高，促使胰岛素大量分泌，而晚上活动又少，多余的热量在胰岛素的作用下大量合成脂肪，会逐渐使人发胖。

4. 抗衰防老要注意"美味综合征"

"美味综合征"是现代人经常患的一种饮食病。平时人们常说的一句话"好看不过素打扮，好吃不过家常饭"。这是在告诫人们少吃山珍海味、鸡鸭鱼肉，而要多吃点家常饭，即素食。

日本著名营养学家和农学博士川岛四郎，在他 87 岁时做了一次体检，得了 98 分，原因是 50 多年来他一直身体力行他的饮食养生理论，即他写的《我的饮食方法——自然主义营养学》，其法可概括为六条：①不饥不吃，吃时细嚼后和唾液下咽；②以水煮食绿叶菜，每次 400 克上下，只以少量盐调味；③尽量多吃白萝卜、胡萝卜、甜椒、芹菜等生菜；④喜欢吃鸡蛋；⑤先吃副食后吃主食，副食够了便省去主食，每餐只吃八分饱，吃后即躺下并暂停用脑；⑥尽量不在外面吃饭，如果在外面吃也只喝牛奶；节制烟酒，大便规律。

不难看出，这位营养学家是素食主义者，他向人们证明了吃素食能抗衰老。另据美国国立心肺血液研究院连续 30 年对马萨诸塞州一个城市的 2000 多名居民进行跟踪随访后的一份研究报告指出，二三十岁的年轻人，如能将血液中的胆固醇保持在较低水平，就有可能延长自身的寿命。

素食亦叫蔬食，主要是植物性食品。当前，主张多吃植物性食品已成为世界性潮流。根据 1977 年美国参议院营养与人类需要精选委员会的报告，肉食和十大死亡原因中的六种疾病即心脏病、癌症、脑血管病、糖尿病、动脉硬化及肝硬化有关。而蔬菜、水果、谷物等食品可以避免过量肉食所引起的疾病。因此，日常生活中提倡素食是有一定道理的。

5. 津宜常咽

津，即津液，又称口水——唾液，它是由口腔唾液腺分泌的液体。

现代医学证明，人的唾腺每天分泌 1～2L 唾液，其中含有球蛋白、黏蛋白、氨基酸、溶菌酶、生长激素、钾、钙、钠等有益物质，它具有帮助消化，中和胃酸，抗菌、抗衰老、抗病毒、消炎等功能。唾液是消化系统的"卫兵"，食物进口第一关就是牙齿咀嚼，唾液调和，口腔经唾液滋润，溶解，才能刺激味蕾；辨别酸、甜、苦、辣、咸等味道；唾液淀粉酶，人体才能吸收，唾液保护着消化系统的"大本营"。唾液中的碳酸钠与黏蛋白，能中和胃酸；黏蛋白沉淀附着于胃黏膜，给胃"筑"起抗酸的"围墙"，使胃免遭腐蚀，能防治胃溃疡。用唾液搽抹皮肤，还可防止皮肤衰老促进健美。人们不但早已认识到唾液具有治疗功能，就连动物也掌握了这一天然"武器"，如猫、狗等在相互撕咬或被人打伤、鲜血淋漓时，它们都是躲在角落里用舌头舔舔伤口，不几天就痊愈了。报载有这样一件事，一位患者臀部长有一块癣，像铜钱那么大，尾闾右边长一疙瘩，有鸡蛋那么大，每天起床用第一口唾沫涂抹它，三个星期后，疙瘩消失了，癣也没有了。

在我国古代早有记载，不少名人、养生家、练功家坚持用唾液为健身服务，所谓"津宜数咽"、"咽津延生法"、"朝服玉泉"等使人丁壮、有颜色,固中而牢齿也(《闭病泊说》)。文学家苏东坡向友人介绍他的养生方法说:"以舌搅拌唇齿内外,漱练津液……如此者三月,津液满口即低头咽下,意送丹田。"

6. 咸食折寿,淡食延年

中医学一贯主张少食盐,如《黄帝内经》中说:"多食咸,则脉凝泣而变色。"意思是说,多吃盐,可使脉中气血瘀滞,甚至改变颜色。

吃得淡点有益健康,这已成为人们的一大养生常识。但对吃惯了咸味的人来说,乍然淡食,还真有点吃不惯。其实,淡而可口也未必做不到,以下一些方法您尝试着做,就会渐入佳境了。

(1)规定一天的盐分量

规定好一天的最佳盐量后,就要把这一天的菜谱综合起来,把所需的盐、酱油、豆酱等佐料分出来,放在炊台或桌子上,事先准备好。这样来规定一天盐的总食用量,是保证用盐不过量的最好办法。

不要直接把盐放到菜肴里,因为这样一来,很容易掌握不住用量,总是难免过量,所以先把它分放在小器皿里,然后将菜盛在器皿里拌匀,这样也可以达到少用盐的目的。

(2)同样的盐而取得量的满足感

①利用酱油、豆酱:用豆酱、酱油调剂菜的味道比用盐更为有利,因为使用5克酱油或20克豆酱的盐分才相当于1克盐。

②稀释酱油增量:所谓稀释酱油,就是用海带、松鱼熬的汤汁兑在酱油里,这样它的盐分就不像原装酱油那么多,即便是同样的盐量,使用起来也很充足,这不仅得到量的满足感,味道上也辨别不出来。

"淡"字常用的意思是指不浓、不咸,如一杯淡酒、饭的味道太淡了等,相随的一个词就是淡而无味。饭菜的味道要适度,过于淡了必然寡味,引不起人的食欲,甚至被人们弃之不顾。淡,会大大降低美味佳肴本身的价值。

这样看,似乎"淡"了就不好。其实,即使是在饮食的领域,"淡"也常常是十分可贵的。如果把"淡"引申到社会生活中,"淡"就更为不可或缺了。

在饮食中,其实是缺不了淡的,如人们吃了大菜以后,喝着厨师精心烹制的汤,会赞扬它清淡可口。厨师知道,人在食用了过多的厚味以后,淡就成为美味了,特别是一些名厨煮的汤,其特点是淡,淡是在浓的基础上升华来的,其味之美,只有亲口品尝才能感受得到。

许多食品的性味是淡的,特别是一些每天都必需的主粮和蔬菜,如大米、白面,除了本身的米、面香味,仔细咀嚼,也只有一些淡淡的甜味。它们虽没有什么浓香厚味,但每个人天天、一生吃,都吃不腻、吃不够。而有些食品,如肥肉、鸡蛋,虽然烹制后浓香诱人,但却不能多吃。吃多了,轻者倒胃口,重者会吃"伤",吃"伤"了以后,再遇到,便会恶心发呕,是一口都不能沾了。古人说:"甘脆肥浓,命曰腐肠之药。"就是说,这些貌似好的东西,其实就像毒药一样,你看可怕不可怕。

7. 宜平衡膳食

在自然界,可供人类食用的食品有数百种。但没有一种能含有人体所需要的一切营养素。为了满足机体的需要,人们总是将多种食品配合食用。如果食品利用得当,搭配合理,就能使膳食中所含的营养素种类齐全,数量充足,比例适当,从而保证人体正常的发育和健康;反之,就有可能造成某些营养素不足或缺乏,引起营养缺乏症。要合理选购与搭配各种食品,首先要了解各种食品的营养成分、质量特点和合理利用等基本知识。

谷类食品包括大米、面粉、玉米、小米、荞麦和高粱等。在我国人民膳食中,有80%左右的热量和50%左右的蛋白质来自谷类,同时有相当比重的B族维生素和无机盐也靠谷类提供。

各种谷粒的构造基本相似,都是由谷皮、糊粉层、胚乳和谷胚四部分组成。谷皮位于谷粒的最外层,主要由纤维素和半纤维素等组成,其中含有一定量的蛋白质、脂肪和维生素。糊粉层位于谷皮下层,由厚壁细胞组成,纤维素含量较多,蛋白质、脂肪和维生素的含量也较高,米面加工过细可使大部分营养素损失掉。胚乳占全谷粒的最大部分,几乎全为淀粉,并含有蛋白质,但脂肪、无机盐和维生素含量极少。谷胚由胚芽、胚轴、胚根和子叶等部分组成。含有极丰富的B族维生素和维生素E,其他营养素,如蛋白质、脂肪和各种无机盐的含量也相对较多。

肉类食物可分为畜肉和禽肉两种。畜肉包括猪肉、牛肉和羊肉等;禽肉包括鸡肉、鸭肉和鹅肉等。它们不仅能提供人体需要的蛋白质、脂肪、无机盐和维生素,而且滋味鲜美,营养丰富,可烹调成多种多样的菜肴,为人们所爱,所以肉类是食用价值很高的食品。

肉类营养成分可因动物种类、年龄、部位及肥瘦程度不同而异。蛋白质的含量一般为 10%～20%,其中以内脏,如肝脏等含量最高,可达 21% 以上。其次是瘦肉,含量约 17%,其中牛肉较高,可达 20.3%;肥肉的含量较低,如猪肥肉仅为 2.2%。脂肪的含量区别较大,肥肉的含量最高,如猪肥肉达 90%,羊肥肉达 55%;而瘦肉中的含量相对较低,如猪瘦肉为 30%,牛肉仅为 6.2%;内脏的脂肪含量一般都低,在 4%～7%。

维生素的含量以动物的内脏,尤其是肝脏为最多,其中不仅含有丰富的 B 族维生素,还含有大量的维生素 A。B 族维生素中以维生素 B_2 含量最高,以 100 克为单位统计,猪肝为 2.11 毫克,牛肝为 2.30 毫克,羊肝高达 3.57 毫克。维生素 A 也以羊肝为最高,每 100 克中含量高达 29 900 单位,其次是牛肝和猪肝。除此之外,动物肝脏内还含有维生素 D、叶酸、维生素 C、烟酸等,所以动物肝脏是一种营养极为丰富的食品。肉类的肌肉组织中,维生素含量要少得多,但猪肉中维生素 B_1 含量较高,每 100 克中达 0.53 毫克,约是羊肉或牛肉的 7 倍。

无机盐总量为 0.6%～1.1%,一般瘦肉中的含量较肥肉多,而内脏器官又较瘦肉中的多。肉类含钙量不多,每 100 克中仅为 6～13 毫克,但含磷较多,每 100 克达 100～200 毫克。动物肝和肾中含铁比较丰富,利用率也较高。如 100 克猪肝的铁含量为 25 毫克,比肌肉组织多 15 倍;100 克牛肝的铁含量为 9 毫克,约是肌肉组织的 10 倍。

蔬菜与水果是膳食维生素和无机盐的主要来源。由于其中还含有纤维素、果胶和有机酸等,能刺激胃肠蠕动和消化液分泌,对促进人们的食欲和帮助消化起着很大作用。

水果食品,可以分为鲜果类和干果类两种。鲜果类包括苹果、橘子、桃、梨、杏、葡萄、香蕉和菠萝等;干果类是新鲜水果加工制成的果干,如葡萄干、杏干、蜜枣和柿饼等。

新鲜水果的营养成分主要是维生素和无机盐,尤其是维生素 C。在 100 克新鲜大枣中维生素 C 含量高达 540 毫克,是一般蔬菜和其他水果含量的 30～100 倍。酸枣的维生素 C 含量更高,100 克高达 830～1170 毫克,人体内的利用率也高,平均达 86.3％。红黄色的水果,如柑橘、杏、菠萝、柿子等均含有较多的胡萝卜素。葡萄、苹果、大枣含有较高的糖类。葡萄中以葡萄糖为主,可以直接吸收利用,还含有十几种氨基酸,是营养价值较高的果品。另外,水果中也含有较多的钙、磷、铁、铜、锰等无机元素。水果中蛋白质含量不到 1.5％。有的水果,如葡萄、杏、梨和柿子等不含脂肪或含量极微。

在干果中,因加工时的损失,维生素含量明显降低。但是蛋白质、糖类和无机盐类因加工使水分减少,含量相对增加。干果经加工后,虽失去鲜果时的营养特点,但易于运输和储存,也别具风味,并且有利于食品的调配,使饮食多样化,故干果类仍具有相当高的食用价值。

蔬菜与水果是供给人体维生素 C、胡萝卜素和维生素 B 的重要来源,尤其是维生素 C。蔬菜在膳食中所占比例较大,因而极为重要。一般情况下,这些维生素在各种绿叶蔬菜中含量最为丰富,其次是根茎类,瓜茄类中含量相对较少。在绿叶菜中,除维生素 C 外,其他维生素含量均是叶部比根茎部高,嫩叶比枯叶高,深色的菜叶比浅色的高。所以在选择蔬菜时,应注意选购新鲜、色泽深的蔬菜。

蔬菜与水果也是人体无机盐的重要来源,尤其是钾、钠、钙和镁等。它们在体内的最终代谢产物呈碱性,故称“碱性食品”。而粮、豆、肉和蛋等富含蛋白质的食物,由于硫和磷很多,体内转化后,最终产物多呈酸性,故称为“酸性食品”。人类膳食中的酸性食品和碱性食品必须保持一定的比例,这样才有利于机体维持酸碱平衡。所以吃蔬菜和水果对维持体内酸碱平衡起着重要作用。

8. 吃维生素 E 防衰

北京医科大学江锦教授说:“维生素 E 能延缓由于皮肤脂肪过氧化而产生的皮肤皱纹,延缓各组织脏器的功能老化。此外,它还有保持红细胞膜的完整,保持皮肤以及黏膜的完整,增强代谢调节激素正常分泌的良好作用。因此,维生素 E 可以说是增强体质、延缓衰老的一种上品”。

在我国,维生素 E 的供给量尚无规定,专家建议服用量为每天 30 毫克。美国专家建议膳食中供给量是成年男子为 15 单位,成年女子为 12 单位。科学家们在试验中,没有发现过量服用维生素 E 的副作用。维生素 E 广泛分布于动植物组织中,特别良好的来源为麦胚油、棉籽油、玉米油、芝麻油和花生油等。

此外,绿叶莴苣叶及柑橘皮含量也很多,在肉、蛋、鱼肝油及奶中也有存在。

9. 常吃核酸食物可防衰抗老

美国科学家弗兰克博士经过 20 多年研究发现一些人之所以早衰或发生各种退化性疾病,大多是由于缺乏核酸引起的。常食富含核酸食物,有助于延年,他将这种方法称之为核酸疗法。

核酸存在于细胞中,细胞多的食物含核酸多,反之则少。例如,牛奶虽然是良好的蛋白质产品,但它是乳腺的分泌物,所以没有核酸;鸡蛋虽然营养价值高,但它只是一个大细胞,所以核酸少。含核酸较多的食物是豆类,其次是海产品,其中尤以淡水鱼类含核酸多。肉类则以动物肝及瘦肉为佳,蔬菜细胞较多,也含有较多核酸,其中以绿色蔬菜为最。

因此,在选择上述食物时,也要注意含核酸食物中也有一些有害于机体的物质,如胆固醇等,一般以每人每天 1～1.5 克核酸为宜。

10. 常吃含卵磷脂食物可防衰

卵磷脂最主要的功能是维持及加强身体各功能的正常,使其活力更加充沛,从而防止衰老。

原因之一:卵磷脂可以将脂肪及胆固醇转化成乳状液。在日常饮食中,脂肪及油类食物占很重要角色,这些食物要在体内活动,所接触的都是身体内的水分,但水不能与油混合,就要靠卵磷脂将水和油连在一起。在血管中,卵磷脂起了清道夫的责任,使循环系统流通畅快,也同时预防了胆固醇积聚于血管内壁,间接地有助于减少血管栓塞及心脏病的发生。

当卵磷脂被放进任何含有脂肪及油类的食物时,它会将脂肪球分解成乳状液,使脂肪在体内的运输顺畅。

原因之二:卵磷脂是脑的补品,可防脑老化。纯正的卵磷脂含有一主要元素——胆碱,胆碱的功能是令脑部制造一种使神经信息传递的重要元素,而这些元素对脑部许多活动都很重要,例如学习、记忆、反应及控制肌肉协调等。

有鉴于此,卵磷脂能使人延缓衰老。在天然食品中含卵磷脂最丰富的包括蛋黄、动物的内脏,如肝、肾、心脏及脑部等。另外,硬壳果及全麦、黄豆等都含极高的卵磷脂。

11. 多食能促进双歧杆菌增殖的食物

双歧杆菌是肠道内的有益菌,它有制造维生素,促进肠内运动,防止便秘,防止下痢,治疗痢疾,抑制肠内腐败,提高免疫力,抑制癌症等效用,随着年龄的增长,人体内双歧杆菌越来越少。据调查,用母乳哺育的婴儿肠道内双歧杆菌占90%以上,人工喂养的则仅有61%。健康青年、中年人只有14.8%;50岁以上的老人更低,仅为3.2%。

双歧杆菌减少,有害菌生长迅速并占优势,有碍机体对营养的吸收消化,人体抵抗力减弱,各种毒素和致癌物质产生,导致肠道病、动脉硬化、肝脏损害、癌症等各种疾病,加快人的衰老。由此可见,平时一定要多吃能促进双歧杆菌增殖和生长的食物。在天然营养物中,此类食物主要有人乳、胡萝卜汁、茶叶、牛乳、马乳、高丽人参等。

12. 人到中年食多糖

所谓多糖,是指由10个以上的单糖缩合而成的糖分子,又叫多聚糖,其主要作用是供应能量,起到扶正固本、增强免疫的作用。不少营养学家已经预言21世纪将是多糖世纪。

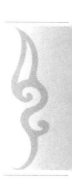

多糖既可从动物中提取,又可从植物真菌中提取。如从动物肺和肝得到的肝素,有抗凝血作用;从动物组织中提取的硫酸软骨素,有保持组织弹性的作用,可防治动脉硬化与骨质增生;从植物真菌类中提取的云芝多糖有明显的抗肿瘤和改善肝功能的作用。裂褶菌多糖既能抗肿瘤又能抗感染;猪苓多糖能抗病毒,可用于治疗乙型肝炎。

中医学认为:"正气存内,邪不可干"。而中医扶助正气的一些药物,如人参、党参、黄芪、黄精、绞股蓝等,它们中都含大量多糖。人最早衰老的是免疫系统,因而,延缓免疫系统功能的减退是维持中年人健康的关键所在。而适量食用多糖,可延缓衰老,为事业和生活增添新的活力。

13. 要注意《内经》"大饮则气逆"

此句饮食养生名言,出自《黄帝内经》。意思是说,一次喝水若太多,可使人体气机上逆,而气机上逆,则会产生诸多病变,如咳唾、不能平卧、恶心、呕吐等症。

水是日常生活中的必需品,水和食品、阳光一样,都是维持人体生命的必备条件。李时珍在《本草纲目》中说:"饮食者,人之命脉也","水去则营竭"。说明没有水,人体就会枯竭,生命也就不存在了。人体内水的含量约占体重的 2/3。机体内各组织内水的含量是不同的,血液中水的成分占 91%～93%;肌肉中含水 75%～80%;骨骼中含水最少,约占 20%。身体内的水对维持人体生命活动具有极重要的意义。人体内的血液、淋巴液、组织液昼夜不息地循环于全身各处,渗透于组织细胞之间,它们是体内一切水溶性物质的溶剂。无机盐可以在水中电离,形成一定的渗透压,维持正常的酸碱平衡以及细胞内外的交换,保证人体新陈代谢的正常进行。水在体内还起到调节体温的作用。我们的身体像一座燃烧着的火炉,每昼夜产生的热量可达9620～11 300千焦(2300～2700千卡),能把约 20 千克冷水烧开,可是人们为什么不感到热呢? 这主要是水的作用,水在体内循环着,把产生的热传递到体表,通过呼吸、出汗、排尿等蒸发方式,调节着体温,从而使体温保持在 37℃左右。所以说,水是生命的摇篮,人离不开水。

人尽管需要水,但如喝的不是时候,喝的方法不对,喝的量不适宜或水的质量不好,也会出毛病,影响人体健康。如果超量饮水,则会损伤肺的肃降功能,引起气机上逆的病变。因肺居五脏六腑之巅,形如华盖,其气以下行为顺。而且肺又为"水之上源",可以"通调水道,下输膀胱",就是说,肺脏能将脾脏转输来的水液,通过其发散的功能输布到全身,以发挥其滋养的作用,并将代谢后多余的水液通过肺的肃降作用,下输到膀胱,排出体外。

《内经》食忌理论认为,如果过量饮入水液,超出了肺的肃降和宣发功能,就会造成水液的停聚,气机因此而升降失调,形成气机逆乱的变证。从五行的生克关系来讲,肺属金,肾属水,金能生水,大量水液进入人体后,也会助长体内的水气,形成肾水反侮肺金,可使肺的宣降能受损。

现代医学认为,人们在口渴时,如果一次性饮水太多,可对身体造成损害。这是因为,人在大渴时,容易过量饮水,从而使身体难以适应。水进入人体后有三条出路。一是夏天或剧烈运动中,大量饮水,可促使出汗过多,使体内的水、电解质大量丢失,容易引起身体虚弱无力。二是通过泌尿系统排泄。一次大量地饮水会造成胃脘骤然扩张,挤压心脏而造成心脏负担,同时也会给肾脏带来过量负担。三是进入血液中。血液中的水分多了,血容量也随之增加,而负责推动血液循环的心脏,必须超负荷完成输送任务,久而久之,会影响到心脏的功能。

如果过量饮水,会在骤然间冲淡了血液,造成了血液与身体细胞的氧气交换不能正常进行,从而影响到大脑的功能,使脑细胞的活动迟钝,产生身体倦怠、对外界事物反应缓慢、头部昏昏沉沉、食欲缺乏等病症。

"大饮"这里不但指喝水过多,也包括喝酒过多。时下,每逢佳节,喜事临门,庆功开业,洽谈业务,亲朋相会,都少不了欢饮一场,以酒助兴,以酒联谊。

适量饮酒,有治疗疾病,益身健体的一面。早在《黄帝内经·汤液醪醴论》专篇中就有提及用酒制剂治病养生的记述。历代医家公认,酒能活血脉、通经络、振精神、祛寒邪、宣痹痛,市场上中药补酒种类很多,药房里酒剂、酊剂品种不少,但这些都是以"适量"为前提。

多饮酒则生祸害。中医学认为:"烧酒纯阳,消烁真阴","酿湿聚热,渍筋烁骨"。现代科学证明,酒中的乙醇,吸入过多,能侵害人体各器官的组织细胞,使人罹患疾病。

(1)酒对神经系统的影响

酒中的乙醇,能麻醉和刺激人的神经,使其受到抑制或兴奋而失去正常功能,影响脏腑的协调运行。长期大量饮酒可使脑细胞受损,造成头脑不清,智力迟钝,记忆力减退,注意力不集中,办事能力下降。经常酗酒,造成酒醉、酒疯、酒痴,往往胡言乱语,精神狂躁,打人、骂人、毁物,导致人品下降,亲朋疏远,家庭不和,夫妻不睦以及出现人事间的纠纷、斗殴、车祸等事件。

(2)酒损害肝胆

酒过量饮入,加重肝脏氧化分解的负担,造成肝脏受损,肝细胞变性,肝组织硬化,甚至继发癌变。中医学认为饮酒过量,湿热郁蒸,胆热液泄,出现酒黄疸病,肝胆俱伤。已有肝胆疾病的人,更应禁酒。

(3)酒能使心脑血管疾病加重

由于乙醇的刺激,使人兴奋,可使血压、血脂升高,胆固醇含量增加,心肌受损,冠状动脉硬化,冠心病发病率增加。已有高血压、心脏病的人应该禁酒,以防中风和心肌梗死。

（4）酒能损害生殖细胞

乙醇能损害生殖细胞，使精子、卵子降低活力，甚至变形，酒后受孕会影响胎儿的正常发育，导致胎儿畸形或流产，或出生后智力低下。晋代天赋过人的大诗人陶渊明，为什么连生五个傻瓜儿子，有人认为是由于陶君长期贪杯，慢性酒精中毒所致。

（5）酒能损害脾胃功能

酒能刺激胃肠，使其减少消化液的分泌，或损伤胃壁组织，出现消化不良，引发胃炎胃溃疡、痔疮。所以，嗜酒的人经常饭量很少，酒后不想吃东西。《张氏医通》称："湿热伤损脾阴，致脾阴难以转输，而成痞胀"，即酒胀。积渐日久，故病臌腹大，称为酒臌。

（6）酒精促人衰老

长期饮酒，乙醇长期刺激肾上腺皮质，使其功能逐渐减退，使人加快衰老，缩短寿命。

总之，饮酒有利弊，分量要控制。为国为民靠健身，谨防酒害伤元神，劝君少饮一杯酒，恰至三分莫过频。

14. 不时，不食

食物和药物，一要讲究"气"，二要讲究"味"。因为在中医学看来，食物和药物都是由气味组成的，而它们的气味只有在当令时，即生长成熟符合节气的时候，才能得天地之精气。

《黄帝内经》中有一句名言叫作"司岁备物"。就是说要遵循大自然的阴阳气化采备药物、食物，这样的药物、食物得天地之精气，气味醇厚，营养价值高。所以人们应该吃节气菜，吃药也最好服用野生草药。

动、植物在一定的生长周期内才能成熟，含的气味才够。违背自然生长规律的菜，违背了春生、夏长、秋收、冬藏的寒热消长规律，会导致食品寒热不调，气味混乱，成为所谓的"形似菜"。没有时令的气味，是徒有其形而无其质。如夏天的白菜，外表可以，但味道远不如冬天的白菜；冬天的西红柿大多质硬而无味。这些反季节菜，含激素太多，长期食用的话，对人体有害无益。

这就是孔子的名言："不时，不食。"就是说，不符合节气的菜，尽量不吃。

15. 三天不吃青，两眼冒金星

江苏扬州民间有一句俗语："三天不吃青，两眼冒金星。"意思是有几天不吃蔬菜，身体便觉得不舒适了。"两眼冒金星"则是人体的一种反应，也可以说是身体向你提示：应当吃点蔬菜了，身体需要蔬菜提供某些物质了。人体有这样一种特点，当它有某种需要时，会及时提示你，如饿、饥需食，渴需饮，缺盐想吃咸，嘴苦想吃甜等。有人说，这是一种低级的本能活动。低级也好，高级也好，这是人体自我调节的功能，必须顺应，不可忽视。

蔬菜是人体必需的食物，它提供若干人体必需的重要物质。"五菜为充"，已经指出了它的重要性。充，有补充、完善的意思。李时珍在《本草纲目·菜部》前言中说："（充）所以辅佐谷气，疏通壅滞也。"朱丹溪《茹淡论》说："彼粳米甘而淡者，土之德也，物之属阴而最补者也，惟与菜同进。"《养生随笔》也指出："蔬菜之属，每食所需。"

为什么吃米也要"与菜同进"呢？这里面有个最重要的酸碱平衡问题。凡米面食品和肉、鱼、虾、蛋等属于酸性食品；而蔬菜、果品属于碱性食品。要维持人体酸碱平衡，酸碱性食物应当按照1:4的比例进食；反之便会出现失调、需要碱性食物的时候，便出现想吃蔬菜的反应，这就是扬州俗语所揭示的实质了。

蔬菜对于人还有许多重要作用。提供诸种维生素是一重要方面。关于维生素 A 和维生素 C 等的用途，多少年来已经揭示了很多。它们已经成为人体所必不可少的物质，近年来又揭示了它们的抑癌作用。

蔬菜还为人提供多种无机盐和某些稀有元素。钠、钾、钙、镁等无机盐会给血液和体液带来碱性倾向，当然还有其他用途；稀有元素也有它们的作用，如硒，多含在大蒜等蔬菜中，它的抗癌作用，已经引起人们充分的注意。

蔬菜又是纤维素和果胶的重要来源，其降血胆固醇、排铅等作用姑且不谈，它们促进排便的功效亦十分显著。因为及时排便可以预防结肠癌，已为更多的人了解了。

蔬菜还提供大量的酶、有机酸、叶绿素等，都对癌有一定抑制作用。而食用菌中的多糖体，抗癌作用就更为肯定了。

16. 只有喝足水才能防衰老

这是讲喝水的重要性，人们要想身体健康，必须重视喝水的学问。

人体的各种生理活动,如营养物质的摄取和运输、体内各种生化反应的进行、体内代谢废物的排泄、体温的调节,都需要水的参与。水分也是维持消化液分泌和避免便秘所必需的。水分还是血液的基本成分,血液内水分减少,会使血液黏稠度增加,容易引起血栓、诱发心脑血管疾病。心脑血管疾病的发生固然与高血压、高血脂、动脉粥样硬化有着密切关系,而血液黏稠度增高也是引起脑血栓的重要原因之一,而血液黏稠度增高除血脂异常外,一个主要原因就是体内缺水。其中夜间失水的后果最为严重,会导致血小板凝聚力和黏附力增强,所以睡眠中是脑血栓的发病高峰。

缺水时会全身血容量减少、心脏灌注压下降、心肌缺血、心排血量降低,因而容易造成心肌损害,严重的可导致心肌梗死。临床上,因急性腹泻导致心肌梗死的例子时有发生,缺水对心脏的损害应引起高度重视。此外,体内缺水时,汗液和尿液会相对减少,这样就会影响体内代谢物质的排泄,造成有害物质在体内蓄积,使人体出现慢性中毒。这种慢性中毒的危害相当大,它可损害多个器官多种组织,加速人体衰老。

口干是身体发出的需水信号,我们常常在此时才喝水。事实上,这时我们的身体已脱水了。这种口干才喝水的不良习惯,导致我们的身体经常性脱水,危害健康。概括起来讲,水的生理作用主要有:消化食物,以体液来溶解营养物质,传送养分到各个组织,担负吸收和搬运的任务;排泄人体新陈代谢产生的废物;保持细胞形态,提高代谢作用;调节体液黏度,改善体液组织的循环;调节人体体温,保持皮肤湿润与弹性。因此,最好的办法是平时注意适时适当地补充水分,避免发生脱水。否则,身体经常性地、持续地缺乏水分,新陈代谢就无法顺利进行,身体的功能也会逐渐衰退。

医学专家综合人体的需要,认为人一天平均摄取 2.5 升水是适当的。人体所需的水分,首先从饮水获得,其次才从食物中获得。当摄入充足的水后,血液、淋巴液的循环才会呈现良好状态。这样,既可保证供身体所需的营养物质,又能够排泄废物,并消除毒素,进而增进内脏功能,皮肤也会滋润、光滑。这对年轻人和小孩的健康是必需的,对老年人尤其重要。

水是常常被人所忽视的却又是人体所需的最基本的养分,代表了生命、健康、青春和活力。既然如此,我们就应养成每天摄取适量水的习惯,避免脱水。但摄取安全健康的水就显得尤为重要。据世界卫生组织调查长寿村的水后,提出了健康饮用水的五大标准：不含有害物（细菌、病毒、有机物、化学物质）；含适量的矿物质成分（钾、镁、钠、钙）；弱碱性，pH 为 8～9；小分子团；带有负荷，可清除体内自由基。在当今世界能够满足以上五大标准的自然水源已经极少了。

17. 夏日需清补，诸病皆能除

在夏天，人处于天暑地热之中。由于大量出汗钠盐等营养素丢失；加上睡眠减少，人的食欲降低，消化能力较弱，使人精神萎靡不振、消瘦等。因此，夏季注重饮食养生显得十分重要。

医学家们认为，夏季食补应该"清补"。因为夏天气温高，细菌十分活跃，一些蛋白质、脂肪丰富的食物容易变质，加上人的食欲较差，故采取"清补"较为适宜。"清补"一般以寒性的食物为主，可选食绿豆、牡蛎、蟹、猪肾、兔肉、鸭肉、羊肝、鸡蛋、蜂蜜、菠菜、豆芽、芹菜、萝卜、苋菜、竹笋、黄瓜、茄子、荸荠、西瓜、梨、柑等，既能清热解暑，又可摄取营养、健体强身。夏季暑湿较盛，脾虚的人可选具有健脾补胃、化除湿邪的食品，特别是补而不腻之品为宜，如赤小豆、薏苡仁等。

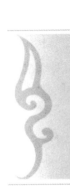

医学家们认为，夏季清补，宜食用清淡之品，但要注意过食生冷食品会导致疾病发生。据《颐身集》记载："夏季心旺肾衰，虽大热不宜吃冰雪、蜜冰、凉粉、冷粥等。"否则，饮冷无度会使腹中受寒，导致腹胀、呕吐、下痢等胃肠疾患。中医学认为胃喜暖而恶寒，"凡饮食，无论四时，常令温暖，夏天积阴在内，暖时尤宜"。因此，年老体弱、久病初愈或脾胃虚寒者及幼儿，在炎热的盛夏，切不可只图一时之快，过多地饮用清凉饮料、冷冻食品，谨防损伤脾胃而患病。

18. 冬季进补饮食为先

冬季的饮食吃些什么？怎样吃？那是很有讲究的。冬季朔风凛冽，阴寒特甚，因而冬季的饮食宜选牛肉、羊肉、狗肉、猪腰、鸡、龙眼、大枣等温阳食物，以助人体的阳气。牛肉，历代的中医学家认为它有很好的补益作用，其中黄牛肉尤佳。牛肉是一种高蛋白低脂肪的肉食，营养丰富，易被人体所吸收，关于牛肉的美味佳肴很多，有清炒牛肉丝、陈皮牛肉、干切牛肉片、咖喱牛肉汤、枸杞炖牛肉、牛肉大米粥、牛肉包子等。煮牛肉时加茶叶适量（以纱布包之）或加中药山楂，可使它易烂去膻气。羊肉温中暖下，是冬季的大补之品。羊肉的吃法有涮羊肉、白切羊肉、羊肝羹、当归羊肉汤、白羊肾羹、肉苁蓉羊肉粥、羊肉烧卖等，人们可以变换出各种花样。烧羊肉可加白萝卜或橘皮以去除膻味。狗肉也是冬季饮食中的首选取食品之一，但是必须选用肉用犬，经食品卫生检疫部门检验过的狗肉。此外，猪腰的益气温阳的功效也相当好，在冬令时节，人们吃些炒腰花、煮腰片、煲猪腰等猪腰菜肴，有补肾之功。

除上述肉类食品外，蔬菜中的韭菜亦温阳进补。现今的暖棚韭菜在冬季的农贸市场中已屡见不鲜，与鲜虾或核桃仁同炒，可以健胃补虚、补肾壮阳。干果类的龙眼、大枣等都是冬季饮食中的佳品。大枣可以补脾气不足、暖阴血、和阴阳、调营卫、生津液，经常食用大枣，有大补气血之良效。桂圆又名龙眼，它益心脾、补气血、安神志，有很好的滋养作用。

鸡也很适合于冬季进补，《本草纲目》说它有填髓补精助阳气的功效，体质虚弱的人都可以在冬令进补之。老母鸡煨汤对许多久病虚弱的人，其补身的效果极为显著。

19. 热无灼灼，寒无沧沧

"热无灼灼，寒无沧沧"是中医学食忌理论中关于食物温度应适中的具体论述。我们日常生活中的食品在食用时，有的温度要适当高一些，有的食品温度要低一些。正如《周礼·天官·冢宰》中所记载的那样："食医掌主之六食、六饮、六膳百馐、百酱、八珍之剂。凡食齐眡春时，羹齐眡夏时，酱齐眡秋时，饮齐眡冬时……凡君子之食恒放焉。"这段话的大意是食医掌管帝王各种食物的调配及制作方法，吃各种食物的温度，要像春天一样温暖；吃各种羹汤要像夏天一样的炎热；服食酱醋类食物的温度应像秋天一样凉爽；喝各种饮料的温度应像冬天一样寒凉……大凡有社会地位和身处鼎食生活的人家在饮食宜忌方面，都效仿这种方法。

"热无灼灼"，指的是食物不要像沸腾的开水那样灼热伤人；"寒无沧沧"，指的是食物也不要像寒冰那样沧沧凉凉。食品寒温适中则阴阳协调，有益于身体健康；反之，则会对身体造成损伤。

人体的阴阳是相对动态平衡的，如果吃的食物过凉或过热则会打乱阴阳的这种协调关系，影响人的身体健康，甚至长期吃过热过烫的食品，可以对口腔、食管、胃内黏膜造成物理性损害，形成慢性口腔黏膜炎症、口腔黏膜白斑、慢性食管炎、慢性萎缩性胃炎等病症,病程日久,甚至可以发生癌变。如在饮酒或吸烟同时饮过热的茶水,则对上消化道、口腔等处损伤更大。

如果吃过于寒凉的食品,可使消化道内的温度急剧下降,胃肠的血管迅速痉挛、收缩,血流量减少,从而使生理功能失调,影响人体对饮食物的消化和吸收。同时还会使消化腺的分泌功能降低,胃酸、胃蛋白酶、小肠淀粉酶、脂肪酶以及胆汁、胰酶的分泌减少,导致消化功能紊乱。尤其是小儿,因其脏腑娇嫩,脾常不足,如过食寒凉、嗜啖瓜果生冷,则会损伤脾阳、壅滞中州、气机升降失调。还可影响到脾胃的受纳及运化功能,以致造成不思饮食、呕吐流涎、腹泻便溏、消化不良、面黄肌瘦、营养不良、抵抗力差、易感外邪等病变。此外,胃肠道由于受到寒冷的刺激,可以变得蠕动失控、运动失调,日久可以诱发慢性胃痛、腹痛、腹泻以及营养不良等病症。

在炎热的夏季,人们往往喜欢把食物放入冰箱内冷冻后食用。其实,这样不仅损伤脾胃阳气,而且极不卫生。尽管大多数细菌都是嗜热菌,喜欢在20～30℃的温热条件下生长繁殖,但大肠埃希菌却可以在很低的温度,如在冰箱的冷藏室内的温度下繁殖,这种细菌可引起肠道疾病,并伴有类似阑尾炎、关节炎等病的疼痛症状。因此,经过冰箱冷冻过的食品,应加热以后再食用,以防对人体健康造成损害。

20. 解除疲劳必须吃的食物

疲乏时无力、浑身肌肉、关节酸痛。有人以为吃些鸡、鸭、肉、蛋就可以补充营养,能够尽快消除疲劳,其实这是一种误区。兹介绍一些解乏食品,供您所需之时参考选食。

(1)蔬菜、水果、豆制品及碱性盐饮料(枸橼酸钠、碳酸氢钠饮料)

这些碱性食品可中和疲劳之后血液的酸性,恢复体液的酸碱平衡,快速解除疲劳。而鸡、鸭、蛋等酸性食品,在体内代谢分解之后主要产生乳酸、磷酸等酸性物质,会使血液更偏酸性,不利于解乏。

(2)螺旋藻

虽然个体微小,但身价不菲。它含有丰富而全面的营养成分及活性物质,干制品的蛋白质含量高达55%～70%,是大豆的2倍,是肉类及蛋类的3～5倍,其蛋白质中的氨基酸组成合理,易为人体消化吸收,还含有丰富的维生素、矿物质及多糖等生物活性物质。螺旋藻几乎囊括了人类需从自然界里获得的各种营养物质,被世界卫生组织评价为"人类21世纪的最佳保健品"。由于螺旋藻具有增加体能而不增加体重的优势,颇受欧美运动员及健美者的欢迎,有的国家甚至将其定为奥运会选手服用食品。

(3)金针菇

通过动物实验发现,金针菇在提高机体对运动负荷的适应能力,抗疲劳产生及加速消除疲劳方面有着十分重要的作用。

(4)蚂蚁

我国已知蚂蚁有600余种,但已证明可供食用、药用的仅几种,如拟黑多翅蚁、大黑蚂蚁、双齿多刺蚂蚁等。目前获卫生部批准使用的仅拟黑多翅蚁一种。

我国民间食用及药用蚂蚁已有3000多年历史。中医学认为蚂蚁是一种温和滋补良药,蚂蚁能以其微小的身躯托起比它自身重52倍的物体。有研究者以蚂蚁提取液喂饲小鼠,发现小鼠在游泳时间、耐高温、耐低温方面均显著延长。

(5)百合

有研究人员用百合喂小鼠,发现能明显延长其游泳时间,也可延长小鼠的耐缺氧时间,对小鼠心肌耗损增加有对抗作用。

(6)银杏叶

银杏叶制剂能延长饥饿小鼠的寿命,能显著增强游泳耐力及耐缺氧能力。目前,市场上已有银杏叶制剂出售。

(7)大蒜

研究人员分别用生蒜汁、熟蒜汁、加工处理过的大蒜粉及陈蒜提取物喂饲小鼠,发现喂饲生蒜汁及陈蒜的小鼠游泳时间延长;陈蒜还能明显延长小鼠机械踏车奔忙的时间,而其余3种无此"记录"。可见平时多食生蒜、陈蒜有助于抗疲劳。

(8)麦芽油

含二十八碳醇,能够抗疲劳。国外多用作运动员的营养保健。

(9)枸杞子

疲劳与体内自由基过多有关。研究人员通过实验发现,枸杞子对减轻运动疲劳、提高游泳耐力有较大帮助。

（10）绞股蓝及大枣

用大枣清汁配以绞股蓝皂苷制成含1%皂苷的饮料,喂养小鼠6周,发现其游泳时间显著延长,说明该饮料抗疲劳作用显著,能够增加机体对缺氧的耐受性。

（11）茶及咖啡

人们都有这样的经验,累了可以泡杯茶或喝杯咖啡。这是因为茶叶中含有茶碱,可抗疲劳、改善记忆;咖啡中含有咖啡因、可可碱等生物碱,可促进血液循环,增加大脑血、氧供应,对脑力及体力有一定兴奋作用。

（12）鸡提取物（鸡汤）

研究人员让20名男性健康大学生每天喝140毫升的鸡汤,另一组20名则吃7.2%的明胶溶液作对照。7天后,两组学生分别试验:①40分钟内做1600次两位数或3位数的加、减法计算;②做20次9位数的记忆。结果鸡汤组的解题正确率显著高于对照组。通过实验前后对比,鸡提取物对缓解疲劳确实功劳不小。

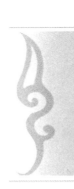

（13）花粉

众多实验证明,花粉对增强体力、抗疲劳有显著效果。有研究者每天给运动员口服花粉50克,发现其身体状况明显改善,体重及肺活量增加,运动量及做功量均明显提高,心理及生理疲劳阈值亦显著升高。

（14）人参及刺五加

人参能提高人的脑力及体力;刺五加能够增强耐力。以上二药均可在医师的指导下服用。

（15）L-肉碱

是一种类维生素制品,存在于人体内及肉食中,国际上称其为“多功能营养品”。它能促进脂肪代谢,转变为热能,具有抗疲劳、减肥、抗脂肪肝、保护缺血心脏的作用。

21. 抗衰防老必须重视早餐

据统计资料表明,一向轻视早餐的欧洲国家公民,近些年来,一改往日的生活方式,把早餐提到重要的位置。这是因为科学家发现早餐是一天中最重要的一顿饭,甚至是延年益寿,增强智能的绝好补药。

科学家认为,良好的早餐,能使人体保持营养均衡。而不吃早餐的人,血糖过低,身体疲劳,敏感性减弱,思维和智力反应迟钝,记忆力减退,工作起来打不起精神,交通事故或工伤意外事故容易发生。坚持用好早餐很必要。

美国格兰母特基金会通过对 1000 余名在校吃营养早餐的学生和数百名未在校吃营养早餐的学生学习成绩做了科学对比,结果是吃与不吃有明显的差异。当今的美国有 39% 的小学已实行了联邦学校的早餐计划,受到人们的欢迎。

在我国,尽管许多专家对用好早餐的重要性发出呼吁,然而在现实生活中,许多人对吃早餐未引起足够的重视。即使是用早餐,也总是随便马虎应付了事,很难达到营养供给标准。更有甚者,一些女青年错误地认为,不吃早餐可防止发胖而达到减肥,其实适得其反。因为本来一日三餐,均衡补充营养,而只吃两餐,会使营养更集中,反而会使人发胖。

用早餐是有科学讲究的。营养专家指出,理想的早餐,要掌握合理的就餐时间、营养量和主副食的搭配这三个方面的要素。关于用早餐时间,正常的情况下,应当在起床后经过少许活动 30 分钟以后吃早餐最适宜,这样可增强食欲。早餐的营养量,应当以质为主。

一顿较好的早餐所摄入的营养成分要占到全日量的 1/4 或 1/3 以上。为了达到早餐供给高质量,专家们主张要重视主、副食的科学搭配,这就要除了有热饮料、主食之外,还应当适量补充一些动物蛋白质,如牛奶、鸡蛋、蔬菜之类的副食品,脂肪和糖类食品可少些。

三、防衰抗老的食物

1. 鲜玉米

近年来,当人们尝到了食过精细的苦头之后,营养学家提出鲜玉米是营养丰富的精粮。在鲜玉米的胚芽中含有大量的维生素 E,可延缓人体衰老。黄玉米中丰富的胡萝卜素,经人体吸收后便转化成维生素 A,不但能维持视网膜功能,还可提高机体的抗癌能力。此外,玉米中不饱和脂肪酸的含量较高,其中亚油酸的含量在 60% 以上,动脉硬化症、冠心病患者食用后,可以抗血管硬化。

多食鲜玉米可以减少癌症发生,这与鲜玉米中含有一定数量的镁和谷胱甘肽有关。镁可以增强肠蠕动,促进机体排出废物。谷胱甘肽能够抑制癌物在体内形成,有预防癌症的特殊功能。

玉米中还含有较多的谷氨酸,能促进大脑组织细胞的呼吸,利于氨的排出。因此,鲜玉米是优良的天然保健食品。

2. 芝麻

芝麻虽小,营养价值却很高,含有丰富的脂肪、蛋白质、糖类、维生素 E、芝麻素和钙、铁等矿物质,是古今人们常用的滋补强壮、抗衰老的佳品。明朝李时珍曾在《本草纲目》中说:胡麻……补五脏,益气力……久服轻身不老。这是因为芝麻的油脂中含有大量的防病抗老物质,如亚油酸、棕榈酸、花生酸等不饱和脂肪酸,能有效地阻止动脉粥样硬化,预防心血管疾病。尤其是芝麻油中的维生素 E,其抗衰老的作用已为世人瞩目。据科学家实验表明,维生素 E 可使实验动物的寿命延长 15%～75%。芝麻的吃法很多,除经常以芝麻油、芝麻酱作调料,或食用芝麻食品,也可常用芝麻两汤匙,配适量白糖,同捣烂,开水冲服,此方兼有治疗身体虚弱、四肢麻木、肺燥咳嗽症的作用。

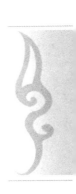

3. 向日葵子

向日葵子系菊科植物的种子。向日葵的果盘、花、茎叶、茎髓、根和种壳均可作药用。

性味:平淡。

功效:滋阴,止痢。

成分:种子含蛋白质、糖类和纤维素。种仁含油脂约 55%,其主要为亚油酸甘油酯、油酸甘油酯和少量花生酸甘油酯;尚含软脂酸、硬脂酸、磷脂、谷甾醇、维生素 E、有机酸(枸橼酸、酒石酸、绿原酸、奎宁酸、咖啡酸等)、β-胡萝卜素、糖(单、双和三糖)、球朊(水解后产生精氨酸、组氨酸、蛋氨酸、胱氨酸等 10 余种氨基酸)。种子油含甾醇类,如豆甾三烯醇、菜油甾烯醇、豆甾二烯醇、豆甾烯醇等。

作用:长期食用少量向日葵子能明显降低肝脏抗氧化酶——硒谷胱甘肽过氧化酶的活性,可减低组织脂质过氧化速率而有抗衰老作用。葵花子油对高脂饲料实验性高血脂和高胆固醇血症有保护作用。此外,葵花子仁尚有抗癌变效果。

主治:血痢,痈脓。

用法:煎汤,15~31克。

应用:葵花子是一种健康佳品,经常食用对增进健康,延缓衰老很有益处。

(1)高血压头痛、眩晕

可用向日葵茶。取鲜的向日葵果盘30~60克,切碎,放入保温瓶内,冲泡代茶,1日2次分服;胃凉、腹痛、痛经:将果盘晒干,研成粗末,每日用20~30克,沸水冲泡,盖闷10~20分钟,弃渣,早、晚分服。

(2)肿瘤

胃癌患者可用葵心30克煎汤当茶饮。绒毛膜上皮癌患者可服用葵尾合剂(果盘93克,凤尾草、水杨梅全草各62克,水煎,呈半胶冻状)。

4. 茶

人总要衰老,这是自然规律。但能否使衰老进程慢一点呢?人类在揭开衰老之谜后是可以实现的。医学科学家认为,细胞染色体的断裂或者说细胞内遗传物质的改变是人体衰老的一个重要原因。如何保护染色体使其不致因氧化而发生断裂,如何控制细胞突变防止衰老,已成为当今科学研究的大问题。维生素E是一种抗氧化剂,它可以阻止细胞染色体的变化,被医学界公认为是抗衰老药物。有趣的是:茶叶有可能比维生素E更能抗衰老。据报道,日本冈山大学药学部奥田拓男教授、日本国立遗传研究所贺田博士等对茶叶的抗衰老性能进行了研究,发现茶叶中的多酚类化合物是一种强有力的抗氧化物质,对细胞变异有着很强的抑制作用。奥田教授从雌性大白鼠肝细胞中取出称之为线粒体的成分,浸在可使其脂质气化的溶液里,观察其气化程度。如果在每1000毫升这种溶液里加入5毫克维生素E,脂质气化则被抑制4%,而加5毫克茶多酚,则被抑制74%,从而证明了茶多酚抗衰老作用远远胜于维生素E,它中和氧化剂的能力是维生素E的18倍多。茶多酚的主要成分是儿茶素,冲泡时有30%~50%的儿茶素可溶于茶汤中,一杯绿茶含有50~100毫克的儿茶素。我们每天通过饮茶可以摄取到较多的儿茶素,对防衰老极为有益。尽管目前医学科学对人体究竟能吸收多少茶多酚,以及茶多酚如何发挥其抗衰老作用尚待进一步研究,但正常健康人坚持适量饮茶,对防止衰老无疑是有帮助的。

　　法国巴黎圣安东尼医学院临床教学主任艾米尔·卡罗比医生,证实了饮用中国云南沱茶对降低人体胆固醇含量具有一定的作用;法国国立健康和医学研究所的临床试验也表明,中国云南沱茶使 20 多名血脂含量很高的病人在 2 个月内血脂下降了 22%。所以饮茶可降低胆固醇的作用是不可小觑的。最近,美国心肺血液研究院在一份报告中就指出,保持低胆固醇量可望使人健康长寿。事实是寿星中不少人,有饮茶的嗜好。上海曾有一位逾百岁的张殿秀老太太,她每天起床后要空腹喝一杯红茶,这是她从二十几岁起就养成的习惯;苏联老人阿利耶夫(110 多岁)介绍了他长寿的秘密,不喝酒,不吸烟,喜欢饮茶和在空气新鲜的地方散步;埃及尼罗河三角洲贝海拉省的农民扎那帝·米夏尔活到 130 多岁,他不吸烟,饮食正常,但每天要喝 6 杯茶。

5. 红薯

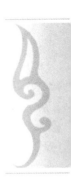

　　红薯为薯蓣科植物甘薯的块茎。它含有大量淀粉、糖类以及人体必需的 8 种氨基酸,其中维生素 B_1、维生素 B_2 的含量分别为大米的 7 倍和 4 倍,胡萝卜素含量也比谷物含量高,几乎可与柑橘相媲美。红薯最大优点是可以供给人体大量的黏液蛋白质,这是一种胶质和黏多糖类物质,对人体消化、吸收、泌尿系统器官黏膜均有保护作用;对防止器官炎症、细胞病变有特殊功效。我国著名的长寿之乡——广西瑶族自治县,那里的人们食用红薯从 9 月至次年 4 月,时间长达 8 个月之久。

　　中医学认为,红薯性味甘平,功能健脾胃,补肝肾,解毒消痛。如《本草纲目》里说:"补虚乏,益气力,健脾胃,强肾阴,功同薯蓣。"对于月经不调、小儿疳积、遗精等症有效。

　　尤其需要指出的是常吃红薯对保持身体健美有益。国外许多想保持苗条身材的女性,都热衷于吃红薯。原因是红薯内含有类似雌激素的物质。红薯属碱性食品,可与食物中产生的过多酸性物质中和,从而保持人体酸碱平衡,促进长寿。

　　红薯尽管好吃,但食用红薯过量,或吃法不当,也有可能引起肚胀、吐酸水、烧心等症状。所以,在吃红薯时,要讲究方法。

　　不要以红薯为主食而单一食用。可以大米、馒头为主食,辅以红薯,每次吃红薯不超过 100 克为宜,这样既调剂了口味,又不至于对肠胃产生副作用。

蒸煮红薯时稍微放些碱,或用明矾洗泡红薯,以减少和破坏氧化酶。

吃红薯时,可吃些咸菜,这样可减少胃酸,减少和消除肠胃不适感。

6. 黑米

黑米又名补血糯,原被称为"宫廷米",是我国古老名贵的糯米。它富含铁质较多,具有特殊补血功效。黑米不仅乌黑光亮,诱人食欲,而且煮时香味四溢,是近年来国际市场畅销的保健食品之一。

现代医学表明,黑米可以治头晕、目眩、贫血、白发、眼疾、腰膝酸痛等症,尤其是黑米中的黑色素,可以提高机体免疫功能,增强机体抗病力,故自古以来被视为米中珍品。在煮米前,黑米至少浸泡一夜,煮成粥时,一定要将黑米完全煮烂,在汤汁非常黏稠时方可食用。如果用高压锅则要 30 分钟后,才能确保黑米较高的营养价值和保健功能,为人们所享用。

7. 燕麦

燕麦为禾本科植物燕麦的籽实,又名雀麦、野麦。每 100 克燕麦含蛋白质量 15.6 克,糖类 66.7 克,并含极其丰富的亚油酸。

中医学认为,燕麦味甘,性平。功能补益肠胃,滑肠催产,对难产、自汗、盗汗、虚汗等病证有治疗效果。现代营养研究表明:在优质燕麦中含有极其丰富的亚油酸,它对降低胆固醇、三酰甘油和 β-蛋白有显著效果。并能防止动脉粥样硬化,可作为预防和治疗高脂血症的保健食品。

8. 山药

山药为薯蓣种植物薯蓣的根茎。每 100 克山药含蛋白质 1.5 克,糖类 14.4 克,钙 14 毫克,磷 42 毫克,铁 0.3 毫克,维生素 C 4 毫克。它既能充粮,亦可入馔,有补而不腻,香而不燥之功。

本品味甘性平,入肺、脾、肾三经,《神农本草经》列为上品,称其"主伤中,补虚羸,补中益气力,长肌、强阴。久服耳目聪明,轻身不饥延年。"本品适用于气阴亏虚体质,用脑过度,形体虚弱、皮毛枯燥的人及老年人食用。

9. 芦笋

芦笋为百合科植物石刁柏的嫩茎,又名龙须菜。每 100 克嫩茎含少量蛋白质、脂肪、糖及维生素。药理研究证实,芦笋中含有许多特殊的药物成分,如天冬酰胺、叶酸、核酸、硒等。适用于心脏病、高血压、动脉硬化、心动过速等症。中医学认为,其性寒、味甘。功能养血平肝,利尿消肿,清热通经,适用于水肿、咳嗽诸症。

由于芦笋质嫩味鲜,营养丰富,已被列入世界"十大名菜"之一。

10. 洋葱

洋葱为百合科植物洋葱的鳞茎,又名葱头。每 100 克洋葱中含钙 40 毫克,磷 50 毫克,铁 1.8 毫克,维生素 C 8 毫克。此外,还有胡萝卜素、维生素 B_1、烟酸、维生素等。葱头几乎不含脂肪,而在其精油中却含有可降低胆固醇的含硫化合物的混合物。英国一份医学报告说:每天吃一个洋葱,可保证身体健康,他们证实了 1969 年纽卡索大学医学院四位医生的结论:洋葱可以减轻心脏冠状动脉硬化带来的危险。

中医学认为,洋葱性温、味甘、平,具有平肝,润肠,利尿,杀菌的功能。可用于防治动脉硬化、肾炎水肿、溃疡等病症。

11. 番茄

番茄为茄科植物的成熟果实,又名西红柿。番茄营养丰富,每 100 克番茄含蛋白质 0.6 克,脂肪 0.2 克,糖 3.3 克 ,磷 22 毫克,铁 0.3 毫克及多种维生素。由于番茄中含有大量果酸,保护了维生素 C,使其在烹调加工过程中损失很少。它还含有维生素 P,对治疗高血压有一定作用。此外,番茄中含有一种抗癌、抗衰老的物质——谷胱甘肽。研究发现,随着人体谷胱甘肽浓度的上升,癌症发病率明显下降。谷胱甘肽还可推迟某些细胞衰老。番茄还有利尿作用,常吃番茄对肾脏有益。由于番茄所含的糖多半是果糖或葡萄糖,最容易消化和吸收,具有营养心肌和保护肝脏的作用。冠心病、心肌炎和肝脏病人多吃些番茄对恢复健康是大有益处的。临床试验证实,番茄素可以抑制一些细菌和真菌,可用于口腔炎症,热天还可以将番茄切片熬汤,加入 0.5％ 的食盐当茶喝,有清热解暑的功效。

中医学认为,番茄性平,味甘,具有补中和血,益气生津,宽肠通便的功能。可用于热病口渴、湿热黑疸、便秘血痢、乳痈疮毒等症。

番茄可拌、腌、炒、烩、做汤等,还可以加工成番茄酱、番茄汁。红番茄还常用于宴席中的冷盘装饰。

尽管食用番茄好处很多,但食用不能过量。因为它含有大量胶质、果质、酚类,可与胃酸结成难溶块状物。此外,不宜食用青色未熟的番茄。因其含有龙葵碱,食后使人感觉苦涩,胃脘不适,严重的可导致中毒。

12. 黄瓜

黄瓜为葫芦科植物黄瓜的果实。每 100 克黄瓜中含蛋白质 0.8 克,脂肪 0.2 克,糖 2 克,钙 19 毫克,磷 29 毫克,铁 0.3 毫克及少量维生素 A、维生素 C 和胡萝卜素等。据现代医学研究表明,黄瓜中的纤维素有降低胆固醇的作用。黄瓜中的丙醇、乙酸等成分,可抑制糖转化为脂肪,多吃可以减肥。黄瓜头部含胡萝卜素,有显著的抗肿瘤作用。此外,黄瓜汁外搽能舒展皱纹,润肤除斑,又是近年来时兴的美容佳品。也正由于黄瓜的诸多作用,所以黄瓜的身价倍增,越来越多的人喜欢食用。

中医学认为,黄瓜性寒,味甘,具有清热止渴,利水解毒的功能。适用于烦热口渴、咽喉肿痛、烫伤疮肿、火眼赤痛、小儿热痢、小便不利、四肢水肿等症。

13. 茄子

茄子为茄科植物的果实。每 100 克茄子中含蛋白质 2.3 克,脂肪 3.1 克,钙 22 毫克,磷 31 毫克,铁 0.4 毫克及少量多种维生素、生物碱。茄子的果皮部分含有很多维生素 P。因此,常吃茄子对防治高血压、脑出血、动脉硬化、咯血、皮肤紫斑病有一定作用。

中医学认为,茄子性凉、味甘。具有清热、解毒、活血、止痛、利尿、清肿等功效。适用于肠风下血、热毒疮痛、皮肤溃疡等症。

茄性寒凉,多食必腹痛下利。过老熟的茄子不宜吃,因为此时茄碱含量增多,易导致人体中毒。

14. 木耳

木耳为木耳科植物木耳的子实体,又名黑木耳。每 100 克木耳中含蛋白质 10.6 克,糖 65.5 克,钙 357 毫克,磷 200 毫克,铁 185 毫克及少量维生素、烟酸、磷脂、甾醇、胶质等。尤其可贵的是新近发现黑木耳中有一种抗凝血作用的物质,有防治冠心病的效果。经研究证实,木耳有抑制血脂上升,阻止动脉组织中脂质沉积作用,能促进体内胆固醇的分解转化,抑制血栓形成及血小板凝集。

中医学认为,木耳性平,味甘,为益气强养生食品。日常食之可益气充饥,轻身强志,宣利肠胃,防止出血。适用于虚弱体质,易于出血等症,尤其适宜妇女和老年人食用。黑木耳可炒食、煮食或研末调食。其营养丰富,滋味鲜美。但木耳质润利肠,有脾虚肠滑不宜食用。

15. 银耳

银耳为银耳科植物银耳的子实体,又名白木耳。每 100 克银耳中含蛋白质 5 克,糖类 78.3 克,钙 380 毫克和其他矿物质、维生素,还含有 17 种氨基酸、粗纤维等。药理研究证实,银耳中的多糖类物质能增强人体的免疫力,调动淋巴细胞,加强白细胞的吞噬能力;兴奋骨髓造血功能。银耳以黄白色、朵大、光泽肉厚者为佳,被誉为菌中之冠,既是名贵的营养滋补佳品,又是一味扶正强壮的良药。

中医学认为,银耳性平,味甘淡,具有滋阴润肺,益胃生津的功能。可用于肺虚咳嗽、痰中带血、便秘口渴、虚烦不眠等症。

对于高血压头晕、高脂血症、动脉硬化患者,可将银耳 9 克,泡发后放锅内水煎,待成,加冰糖适量饮用,1 日 2 次分服,连续服用。

银耳为著名食用菌之一,滋补不腻,补不峻猛,尤易养生常食。在食用时,宜水浸涨发后炖食,但有外感病者不宜食用。

16. 香菇

香菇为侧耳科植物香蕈的子实体,又名香蕈、冬菇,是食用蘑菇的一个优良品种,既有野生,亦有人工栽培,为"山珍"之一,被誉为"蘑菇皇后"。每 100 克香菇中含蛋白质 14.4 克,糖 59.3 克,钙 124 毫克,磷 415 毫克,铁 26.3 毫克及维生素、氨基酸等。近年来,科学家发现香菇有抗癌作用,并有抑制胆固醇、降压和防治感冒等效果。

在香菇中有一种叫"1,3-β-葡萄糖苷酶"的物质,可提高机体抑制癌瘤的能力,加强抗癌作用。

一些经营香菇的商业工作者,由于经常吸入香菇的粉末,很少有人患感冒。这是因为香菇中含有一种干扰素的诱导剂,能诱导体内干扰素的产生。而干扰素能干扰病毒的蛋白质合成,使病毒不能繁殖,从而使人体产生免疫作用。

此外,香菇中含有一种核酸类物质,此物质可抑制血清和肝脏中胆固醇的上升,并可防止动脉硬化及降低血压。

中医学认为,香菇性平,味甘,具有健胃益气,治风破血,化痰,涩小便的功能。适用于脾胃虚弱、缺铁性贫血、小儿佝偻病、高血压、高血脂、动脉硬化、糖尿病等症。

子宫颈癌患者,可用香菇 10 克,煮汤食。

功能性子宫出血者,可用香菇 10 克研末,温水调食,每日 2 次。

风寒感冒者,可用香菇 15 克,葱白 12 克,煮汤食。因香菇性能动风,故产后、病后忌服。

17. 核桃

核桃又名胡桃,在我国有"长寿果"之称,其义有二,一是核桃树本身寿命长,可连续存活和结果数百年之久;二是其果肉营养丰富,于人有强肾补脑之功,令人长寿。因其产热量为粮食和瘦肉的 2 倍,且含脂肪 40%～50%,含蛋白质 15%左右,故冬令常吃核桃,非常有益于健康。凡冬季身体虚弱者,每天早、晚吃 1～2 个核桃仁,可起到滋补保健及治疗作用。若是患咳喘病者,在每晚临睡前吃 1/2 个核桃仁(不要去掉仁上薄衣),再将一片姜同放在嘴里慢慢细嚼,徐徐咽下,可起到镇咳平喘的效果。冬季,小儿患百日咳者很多,可用核桃仁 30 个(连衣),早、晚各吃 3 个,直到吃完为止。

古代俄罗斯人称核桃为"大力士吃的食品"。我国历代医家都认为核桃是一种很好的滋补食品。如《食疗本草》说它能"通经脉,润血脉,黑须发,常服骨肉细腻光润"。近代名医张锡纯也指出:"胡桃为滋补肝肾,强筋健骨之药。"本品的抗衰老作用,主要是由于它含有维生素 E 和磷脂。凡病后虚弱、营养不良、神经衰弱、便秘、动脉硬化者,每天吃几个核桃,有助于健康的恢复。

18. 花生

花生为豆科植物落花生的果实,又名落花生、长生果,被人誉为"植物肉"。其含油量高达 50%,是大豆的 2 倍多。花生的蛋白质含量虽然比大豆低一些,但是,没有哪一种粮食比得上它,其含量达 30%以上,相当于大米的 3 倍。花生中的蛋白质极易被人体消化吸收。就其主要营养成分来看,其产热量高于肉类。花生中的维生素 B_2、钙、磷等含量也都比奶、肉、蛋为高。此外,花生中还含有各种维生素、卵磷脂、蛋白质基酸、胆碱和油酸、落花生酸、硬脂酸、棕榈酸。可见,花生的营养成分是非常丰富而又较全面的。不仅适合儿童、老人、孕妇食用,更适合高血压、动脉硬化等病患者食用。药理研究表明,花生米还有降压、止血和降低胆固醇的作用。

中医学认为,花生性平,味甘,有悦脾和胃、润肺化痰、滋养调气、清咽止咳等功效。适用于营养不良、脾胃失调、咳嗽痰喘、乳汁缺乏等症。

花生食用方法很多,生食、煮、炸、炒均可,营养成分基本不受影响。但花生易受潮而发霉变质,产生致癌性很强的黄曲霉毒素,因此食用时一定要注意,对于已霉变的花生切不可食用。

19. 大枣

大枣为鼠李科植物的果实,"树上枣,果中宝。"我国是大枣的故乡。长期以来,人们对大枣的滋补作用就推崇到了神话的程度。如《北梦琐言》里说:"河中永乐县出枣,世传得枣无核者可度世,里有苏氏女获而食之,不食五谷,年五十嫁,颜如处女。"民间有"天天吃大枣,一辈子不见老"之说。英国一位医学家认为,大枣是一种"天然的维生素丸"。

近代研究证明,枣是营养成分最全的果品,几乎含有其他水果所拥有的各种营养成分。在每 100 克鲜枣中含蛋白质 1.2 克,糖 23.2 克,钙 14 毫克,磷 23 毫克,铁 0.5 毫克,维生素 C 540 毫克,维生素 PP 0.6 毫克。近年发现,枣具有增强环磷腺苷活性,抗变态反应,抑制中枢神经,保肝强身,降低血清胆固醇和抑制癌细胞增殖等作用。

中医学认为,枣性温,味甘,具有补益脾胃,养血安神之功效。对脾胃虚弱,食少便溏,倦怠乏力,气血不足,心悸怔忡有较好的疗效,并能缓和药性,减轻某些药物的毒性和刺激性。即使是无病之人,常吃亦大有好处,如《神农本草经》里说:(枣)"久服轻身延年"。

大枣可生吃,也可熟食,还可加工制成干枣、枣泥、枣脯、醉枣、熏枣、蜜枣、枣罐头、枣原汁饮料等。吃枣要量少次多,一次不可过饱。有热证、腹胀、齿病的人及有疳积的小孩更应少食或不食。

20. 山楂

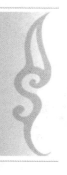

山楂为蔷薇科植物山楂(又名山里红)的果实,其营养成分十分丰富。山楂的含钙量列居各种水果的第一位;它所含维生素 B_2 也与香蕉相当,并列为水果的首位;它所含维生素 C 仅次于大枣和猕猴桃,居各种水果的第三位。它所含的胡萝卜素仅次于杏子,居水果的第二位;山楂的含糖量为 20% 左右,是苹果和梨的 2 倍。由上可知,山楂的营养价值极高,被誉为"保健珍品"。近年来,国内外医学研究表明,山楂对心血管系统有多方面的药理作用,能软化血管,扩张冠状动脉,增加冠状动脉血流量,改善心脏活力,兴奋中枢神经系统,具有降低血脂和血压,抗心律失常等作用。因此,用山楂治疗动脉硬化症、高血压、冠心病和老年性心脏衰弱,有明显效果。

中医学认为,山楂性温,味酸、甘,具有开胃止痛、消食化积、调血化瘀、活血止血等作用。适用于食欲缺乏、消化不良、胸腹胀满、痛经闭经、产后腹痛等症。

山楂既可生食,也可加工成果汁、果酱、果酒、果脯等多种食品。但山楂不宜与人参同食,亦不可多食,因多食耗气、损齿、易饥,气虚羸弱、脾胃虚弱及空腹不宜食用。

21. 蜂蜜

蜂蜜为蜜蜂科昆虫中华蜜蜂所酿的蜜糖。每 100 克蜂蜜含糖 79.5 克,其中果糖 39%,葡萄糖 34%,这两种单糖均能直接供给热量,补充体液,营养全身;此外还含有蛋白质 0.3 克,钙 5 毫克,磷 1.6 毫克,铁 0.9 毫克,维生素 PP 0.2 毫克,维生素 C 4 毫克,还含有机酸、乙酰胆碱、酶类、镁、钾等。在印度,蜂蜜被视为"使人愉快和保持青春的良药"。俄罗斯人称蜂蜜是"大自然赠予人类的贵重礼物"。蜂蜜有强健全身,提高脑力,增加血红蛋白,改善心肌功能等妙用。尤其是蜂蜜中含有大量的矿物质,是贫血体弱的婴幼儿及孕产妇的滋补良药。

中医学认为,蜂蜜性平,味甘,是滋补养生的佳品。日常食之可补益五脏、养心安神,润肺泽肤,聪耳明目,抗衰延年,强壮身体。适用于肺燥咳嗽、肠燥便秘、胃脘疼痛、鼻渊口疮、水火烫伤等症。

蜂蜜不宜与葱、莴苣同食。又因其能助湿满中,积生内热,故湿热痰盛、中满痞胀、呕吐及便溏者不宜食用。

22. 醋

醋为米、麦、高粱、酒糟等酿造而成的含乙酸的液体。人们常说的"酸、辣、苦、甜、咸"是以醋为首的。由于醋香味美,从古到今为人们所喜食。醋不仅可以调口味,增食欲,而且益于人体健康。在每 100 毫升醋中,含钙 65 毫克,磷 135 毫克,铁 1.1 毫克,锌 0.5 毫克,还含有一定量的维生素 B_1、维生素 B_2 和烟酸等。

中医学认为,醋性温,味酸,具有健胃消食、消炎解毒、安虫疗癣的功效,适用于预防流感、流脑、流腮、纳呆食少、呕呃厌腻、蛔虫症、手足癣、痒疹腋臭、鱼骨鲠喉、风湿痹痛等症。

科学研究证实醋对甲型链球菌、白色葡萄球菌、卡他球菌、真菌、病毒等有抑制作用,而且能促进人体免疫功能。醋能杀菌,对维生素有保护作用。食物中的维生素 C 在烹调时经加热或接触碱性物质,易遭破坏,但在醋里却安然无恙。需注意的是,烹调用的器具不能用铜制的,因为醋能溶解铜,引起"铜中毒"。另外,食醋后应随时漱口,以免损伤牙齿。

23. 葱

葱为百合科草本植物葱的鳞茎和叶。每 100 克葱含蛋白质 1.8 克,脂肪 0.7 克,钙 50 毫克,胡萝卜素 1.6 克,维生素 $B_1$0.09 毫克,维生素 $B_2$0.46 毫克。葱还含有葱蒜辣素,有较强的杀菌作用。科学家发现,多吃小葱能诱导血细胞产生干扰素,增强人体的免疫功能,提高抗病能力。美国有人从葱中提出一种葱素,用于治疗心血管硬化获得较好疗效。临床观察结果表明,经常吃葱,可抑制血胆固醇升高,防治动脉硬化。

中医学认为,葱性温,味辛,具有发表、通阳、解毒、调味的功能。适用于风寒感冒、头痛鼻塞、阴寒腹痛等症。

葱是一种极好的调味品。其主要作用是:矫味、赋味、提鲜、增香、解毒、化湿等。能使菜肴飘逸出诱人的香气。大葱不宜与蜂蜜同食。气虚易出汗者也不宜食用。

24. 姜

姜为姜科多年生草本植物姜的根茎。姜中含蛋白质、脂肪、糖、钙、磷、铁、胡萝卜素、维生素 PP、维生素 C、挥发油、姜辣素等成分。据美国研究发现,生姜里含有一种特殊物质,其化学结构与阿司匹林里的水杨酸接近。提取这种物质,经稀释做成血液稀释剂可防止血液凝聚,对降低血脂、降血压、防止血栓及抗心肌梗死有特殊疗效。日本学者研究证实,生姜中的姜酚可以调节前列腺素的水平,前列腺素在控制血球的黏度和凝聚力方面有重要的作用。另外,生姜中的姜酚有很强的利胆作用。常食生姜可预防和治疗胆囊炎、胆结石。德国医学家研究发现,生姜溶液可以有效地抑制癌细胞的生长繁殖,并且能减轻抗肿瘤药物的副作用,有助于人体抗癌保健。

中医学认为,姜性温,味辛,具有解表止咳,温中止呕,解毒的功效。适用于风寒感冒、咳嗽多痰、胃寒呕吐、脘腹冷痛以及吃鱼蟹中毒等症。

总之,生姜具有很好的医疗保健作用。正如民谚所云:"上床萝卜下床姜,不劳医生开处方。"苏东坡的《杂记》曾记载:钱塘净慈寺和尚,80 多岁,颜色如童子,问其故,自言"服生姜四十年,故不老矣"。

一般来说,姜主要作调味用。其中含有姜油酮、姜油醇等挥发物质,故有独特的辛香味。姜在烹调上用途广泛,荤素皆宜,特别是制作腥味较重的鱼、肉类菜肴时,能除腥去膻,增强鱼、肉的鲜香滋味。

25. 鹌鹑肉

鹌鹑肉为雉科动物鹌鹑的肉,俗话说:"要吃飞禽,还数鹌鹑。"可见其肉质和味道之美,为补益之佳品。有人称它为"动物人参"。据分析,每 100 克鹌鹑肉含有的蛋白质和热量比鸡肉高 3.2%～9.9%。其味鲜美,且易消化吸收,适合于孕妇、产妇、老年体弱者食用;也是高脂血症、高血压、冠心病、肥胖症病人的良好食品。

中医学认为,鹌鹑肉性平,味甘,具有健脾益气,调肺利水的功效。适用于小儿疳积、赤白痢疾、消化不良、腰膝酸软等病症。

26. 牛奶

牛奶为牛科动物牛的乳汁。每 100 克牛奶中含蛋白质 3.3 克,且为完全蛋白质食品,含 8 种人体必需的氨基酸。牛奶脂肪中胆固醇含量比肉、蛋类都低,故饮牛奶能降低血胆固醇。牛奶除含脂肪、蛋白质、糖类及维生素外,还含泛酸、肌醇、乳清酸。牛乳中的无机盐有钙、磷、铁、镁、钾、钠等。由于营养丰富,牛奶被公认为补养佳品。著名经济学家马寅初活到 101 岁,其长寿经验中重要的一条就是坚持喝牛奶。

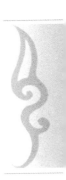

27. 兔肉

兔肉为兔科动物兔的肉。在可供人们食用的肉类中,兔肉因蛋白质含量最高且脂肪含量最低,被誉为"荤中之素"。近年来更被誉为"美容肉食",肥胖及心血管病患者的"理想动物性食品"。据分析,每 100 克兔肉含蛋白质 21.5 克,脂肪 0.4 克,钙 16 毫克,磷 17.5 毫克,铁 2.0 毫克,以及多种维生素。另外,还含有卵磷脂、枣酸、黏液质等成分。兔肉的蛋白质含量略高于牛肉,是羊肉的 2 倍,猪肉的 2 倍多。兔肉含水分多,肌纤维细腻疏松,因而肉质细嫩,易于消化吸收。兔肉中的脂肪含量在所有食用肉类中几乎是最低的,仅为鸡肉的 1/7,牛肉的 1/25,猪肉的 1/50。兔肉脂肪富含不饱和脂肪酸,而且所含胆固醇的量低于猪、牛、羊肉。食用兔肉,不仅可以获得较全面的营养,而且热量低,不会引起发胖和动脉硬化,对健美者及高血压、心血管病、糖尿病等患者是极为理想的健身益寿的肉类食品。

中医学认为,兔肉性凉,味甘,具有补中益气、凉血解毒的功效。适用于吐血、便血及脾胃气虚所致的懒言、气短等症。

28. 黑大豆

黑大豆为豆科植物大豆的黑色种子,又名乌豆。中医认为,黑大豆性味甘平,具有活血利水、祛风解毒等功效。如《本草纲目》中说:"黑豆入肾,故能治水、消胀、治风热而活血解毒。"临床可用于水肿胀满、风毒脚气、黄疸水肿、风痹筋挛、产后风痉、口噤、痈肿疮毒、药毒等症。

黑大豆营养极其丰富,其蛋白质含量达 50% 以上。其脂肪含量多为不饱和脂肪酸,并含有一定磷脂,另含异黄酮、皂苷等。

29. 胡萝卜

胡萝卜为伞形科植物胡萝卜的根,因其颜色是红的,又称红萝卜。

其含糖量高于一般蔬菜,并有芳香甜味。胡萝卜是所有果蔬中含胡萝卜素最丰富的,并含有较多的维生素 B_1、维生素 B_2、钙、磷和花色素、挥发油等。它又含降血糖成分,可作为糖尿病患者的食疗品。它还含有槲皮素、山柰酚等,能增加冠状动脉血流量,降低血脂,故又是高血压、动脉硬化、高血脂患者的良好食品。胡萝卜在西方被视为菜中上品,荷兰人还把它列为"国菜"之一。有科学家认为,日本人的长寿与他们常吃胡萝卜有关。美国科学家还发现,胡萝卜是防癌佳品。

中医学认为,胡萝卜性平,味甘,具有健胃、化滞、明目、补虚之功效。凡脾虚食停,气滞不畅,久病劳损,老幼体虚者,皆宜食。

30. 猕猴桃

猕猴桃为野生藤本水果,俗称阳桃。大医学家李时珍说:"其形如梨,其色如桃,而猕猴喜食,故有诸名。"目前供食用或加工的品种主要有 3 种:中华猕猴桃、软枣猕猴桃、狗枣猕猴桃。尤其是中华猕猴桃浑身是宝,被誉为"水果皇后"。它是集"保健、抗癌、长寿、美容"为一体的美味佳果。据分析,每 100 克新鲜果肉中含维生素 C 150～420 毫克,是一般水果的几倍到几十倍。此外,果实里还含有 12 种氨基酸和丰富的葡萄糖、蛋白质及钙、磷、钾、铁等矿物元素;还含有可防止致癌物质亚硝酸胺在人体内累积的解朊酶;可降低血胆固醇及三酰甘油水平,对高血压、心血管疾病、肝炎、尿道炎、咽炎、失眠、维生素 C 缺乏病、脾大等疾病有很好的疗效。

中医学认为,猕猴桃味酸,性寒,有调中下气、生津润燥、解热除烦、散瘀利尿之功效。适用于食欲缺乏、呕吐、烦热、消渴、黄疸、五淋、痔疮等病症。

除供鲜食外,猕猴桃还可以加工成果酱、果脯、果酒、果干等。由于它营养丰富,是航空、航海、高原、矿井等特种工作人员和老弱病人理想的营养保健佳品。

31. 葡萄

葡萄为葡萄科植物的成熟果实。葡萄的含糖量极高,可达 $20\%\sim30\%$,而且主要是葡萄糖,很容易为人体直接吸收。每 100 克果实中,含有蛋白质 200 毫克,钙 4 毫克,磷 15 毫克,铁 0.6 毫克,维生素 A 0.4 毫克,维生素 B_1 0.04 毫克,维生素 B_2 0.1 毫克,维生素 C 4 毫克,以及卵磷脂、酒石酸、苹果酸、枸橼酸和果胶等物质。

中医学认为,葡萄性平,味甘,具有助消化,止烦渴,益气健脾,滋补肝肾,强筋利尿的功效。适用于脾胃虚弱、筋骨风湿痛、小便涩痛等病症。《神农本草经》说:"葡萄益气力,强志,令人肥健,耐饥,忍风寒,轻身不老延年。"可见,葡萄还是一种补诸虚不足,延长寿命的好药,亦是妇女、儿童、体弱者的滋补佳品。

32. 栗子

栗子为壳斗科植物栗的种仁。它味道甜美,营养丰富。据分析,每 100 克栗子中,含有糖类 44.8 克,蛋白质 4.8 克,脂肪 1.5 克,钙 15 毫克,磷 91 毫克,铁 1.7 毫克,胡萝卜素 0.24 毫克,维生素 C 36 毫克。此外,还含有维生素 A、维生素 D、维生素 B、维生素 B_2 等物质。它兼有大豆和小麦的营养,对人体健康大有益处。尤其是栗子所含的不饱和脂肪酸和多种维生素,能预防高血压、冠心病、动脉硬化等症。对中老年人来说,栗子是抗衰老,延年益寿的滋补佳品。故此有"干果之王"的美称。

中医学认为,栗子性温,味甘。具有养胃健脾,补肾壮腰,强筋活血等功效。适用于因肾虚所引起的腰膝酸软,腿脚不利,小便量多等证。对脾胃虚寒所引起的慢性腹泻及外伤骨折、瘀血肿痛、筋骨痛等症亦有疗效。

大医学家李时珍曾介绍如何吃栗子,方法是:"以袋盛生栗,悬挂,每晨吃十余颗,随后喝猪肾粥助之,久必强健。"栗子无论蒸、煮、煨、炒,均香甜、味美。但是,栗子生吃不容易消化,熟食又会滞气,不宜一次多吃。消化不良、脾虚者,湿热重者,都不宜食用。

33. 大蒜

经研究表明,大蒜具有强壮剂的功效,为古今中外所公认。美国《全国问讯者》刊物把大蒜称为"神奇的药"。近年来大蒜成为国际市场的热门货。大蒜生食或熟食均有温脾胃,行气滞,化冷积的作用。凡脾胃虚弱,寒气凝聚,症见心腹冷痛,水肿胀满,痞闷食少者宜为食疗之品。其抑菌能力在某些方面比青霉素或磺胺类药物还强,被称为"地里长的青霉素、链霉素"。此外,大蒜还有降脂、降压、降血糖等作用。德国科学家用大蒜治疗 80 例高血压患者,起降压作用。德国一些科学家还用大蒜作了降低人体中胆固醇的试验。他们让患者服装有 5 克大蒜油的胶囊,结果受试者体内的胆固醇量大大降低。因此,德国医学界不少人认为大蒜能有效地防止人体动脉硬化,是理想的抗衰老食品。

但大蒜不宜多生吃,因过多生食大蒜可使胃组织在强烈刺激下受到损坏,引起急性胃炎,并对心脏病、肾炎等病产生副作用。此外,生食大蒜后,口里会有特殊的臭味,消除的办法是嚼茶叶,然后再用浓茶水漱口。

34. 松子

松子为松科植物红松的种子。每 100 克松子仁含蛋白质 16.7 克,脂肪 63.5 克,糖类 9.8 克,松子的脂肪大部分为油酸、亚麻油酸等不饱和脂肪酸。此外,钙、磷、铁等矿物质的含量也很丰富。由于松子仁含蛋白质、脂肪都高,所以有一定的滋补强壮功效,同时含不饱和脂肪酸,故对心血管患者有益处。

中医学认为,松子性微温,味甘,具有益气润肠,滋阴养液的功效。适用于肺燥咳嗽,肠燥便秘,肝肾阴虚之头目眩晕,口干咽燥以及皮肤干枯等。

若肺燥咳嗽:可用松子仁 30 克,胡桃仁 60 克,共研成膏,和熟蜜 15 克收之。每服 6 克,于食后沸汤送服。若抗衰老:可用松子仁量不拘多少,捣如膏,贮于器皿中。每次服鸡蛋大小,每日服 3 次,能滋阴润五脏,补不足。

35. 海带

海带为海带科植物海带的叶状体,是一种营养价值极高的海洋蔬菜。海带中含有一种叫作海带多糖的有效成分,能降低人体血清总胆固醇、三酰甘油的浓度。动物实验表明,海带多糖能减少动物动脉内粥样斑块的形成及发展。此外,海带多糖还具有抗凝血的作用,可阻止血管内血栓的形成。海带中还富含纤维素,纤维素可以和胆汁酸结合,减少胆固醇合成,防止动脉硬化的发生。由于海带含钙质极为丰富,每 100 克干品中含量高达 1 770 毫克,因此,常吃些海带,对高血压的防治无疑会大有好处。

海带内含有丰富的维生素,每 100 克干品海带中含维生素 A 约 14 000 单位,维生素 B_2 亦很高,故常食海带,可防夜盲症、干眼症和皮肤干燥,减少唇炎、口角炎、舌炎的发生。另外,海带中的矿物质也极为丰富,对美容极为重要。经常食用海带,可补充人体钙质和铁质,能预防骨质疏松和贫血症的发生,从而使人骨骼挺拔壮实,牙齿坚固洁白,容颜红润娇嫩,充满青春的朝气,给人健与美的享受。

由于上述海带的综合作用,故常食海带可大大延长人们的寿命。据有关专家统计,常年食用海带的老年人与不食用的老人相比,患病率平均低 5% ~ 8%,寿命平均高 4—8 岁。在国外,海带更是备受青睐。朝鲜妇女把海带作为生育期间的主要滋补品;日本人把它作为健美的主要食品;俄罗斯人把它作为食物构成的重头菜。

中医学认为,海带性寒,味咸,具有软坚散结,利水泄热的功效。适用于甲状腺肿大、淋巴结肿、睾丸肿痛、高血压、慢性咽炎等病症。

36. 海参

海参为刺参科动物刺参、光参。《五杂组》谓:"其性温补,足敌人参,故曰海参"。海参是稀有海产珍品,营养极为丰富,每 100 克水发海参含蛋白质 14.9 克,脂肪 0.9 克,糖 0.4 克,钙 357 毫克,磷 12 毫克,铁 2.4 毫克等。海参不仅是宴席上的美味佳肴,且是一种良好的滋补良药。

中医学认为,海参性温,味咸,有"海中人参"之称,为补益强壮养生佳品,日常食之可补肾气,益精血,润五脏,强身体。妇女食用能调经、养胎、利产;小儿能促进生长发育;老年能抗衰延年。且本品极易消化,尤宜于养生食用。凡精血亏虚、病后虚弱、消瘦乏力、阳痿遗精、小便频数、肠燥便秘、胃痛吐酸等皆可服用海参。

附:美国《时代周刊》推荐能够延缓衰老的 10 种食物

美国《时代周刊》近期刊登了一篇美国营养学家的文章,文中指出,身体内氧自由基不断增多是导致衰老的重要原因,在我们的日常食物中,有 10 种对抗氧自由基的能力特别强,可以起到延缓衰老作用的食品。

番茄:很多研究都表明,烹制过的番茄可以降低人类患前列腺癌和其他癌症的危险。这都要归功于番茄里含有的番茄红素,它是同类营养素中最强有力的抗氧化剂。除此之外,其中的 β 胡萝卜素在消灭氧自由基方面也很出色。

菠菜:菠菜里富含铁和叶酸。叶酸不但可以预防小儿神经管缺失,还可以降低高半胱氨酸(一种可以刺激血管和导致心脏病的氨基酸)在血液中的浓度。此外,菠菜中含有叶黄素和玉米黄质,它们可以阻止失明的头号"杀手"——视网膜黄斑性病变。

红酒:用来做红酒的葡萄皮含有丰富的抗氧化剂——多酚,可以形成高密度蛋白质,让皮肤变得更好。根据最新研究,多酚还可以约束硬化血管的缩氨酸生成。因此,爱喝红酒的法国人患心脏病的比率较低。

坚果:坚果像一个小型的营养发动机,其中含有对人体有益的脂肪酸和维生素 E。

花椰菜:其中含有很多植物化学因子,可以在癌细胞形成之前将它们消灭掉。它还含有胡萝卜素、纤维素和维生素 C。最好的吸收方法就是稍稍炒一下,吃时多咀嚼。类似的蔬菜还有甘蓝和卷心菜。

燕麦:每天吃点燕麦可以起到降低胆固醇的作用,因为它含有 β 葡聚糖,是一种海绵状可溶解的纤维素,可以减少胆固醇。

鲑鱼:这种鱼主要以吃海藻为主,而海藻可形成一种特别的脂肪,就是我们熟知的 ω-3 脂肪酸,对于心脏非常有益,还可以抑制与自身免疫系统相关的疾病。

大蒜:大蒜里含有的植物化学因子对心脏有益。为了让它发挥最大的功效,最好把大蒜切碎或者捣碎食用,吃时不要长时间加热,否则会丧失它的有益成分。

绿茶:绿茶内含有的多酚是一种健康作用百倍于维生素 C 的植物化学因子。日本研究表明,每天饮用 10 杯绿茶可以减低患心脏病的危险,用它做漱口水还可以抑制口腔细菌的生长。

蔓越橘:蔓越橘中所含的抗氧化剂比任何水果和蔬菜都多,其中的花青素对心脏病和癌症的治疗很有帮助,还可以防止大肠埃希菌附着在膀胱壁上,导致尿道炎。

四、能防衰老的美味佳肴

1. 拌蹄冻

原料:猪蹄 4 只,桂皮、八角、花椒、黄酒、姜、葱、盐、大蒜瓣、麻油、味精适量。

制作:猪蹄洗净、去毛,烧开水烫一会儿取出,桂皮、八角、花椒、姜、葱用纱布包好,和烫过的猪蹄一起下锅,加水1000毫升,再加黄酒、盐,旺火烧开,文火煮烂,剔除骨头,撒上葱花,冷却后即成蹄冻。吃时将蹄冻切块,将大蒜泥、麻油、味精、酱油调成卤倒进蹄冻拌匀即可。

功能:猪蹄有补血、通乳、托疮毒功效,可治疗痈疽疮疡等症。蹄冻还含有大量胶原纤维和胶质蛋白,可滋润皮肤,抗皱防衰。

2. 拌荠菜

原料:荠菜 500 克,细盐、麻油、味精适量。

制作:荠菜择好洗净,在开水中烫一下捞出沥去水,切细放入容器中,加盐、麻油、味精拌匀即可。

功能:此早餐可降血脂,高血压、动脉硬化、脂肪肝病人宜常食。

3. 王浆蜂蜜

原料:王浆、蜂蜜各适量。

制作:将王浆与蜂蜜配成 1% 的王浆蜂蜜。4 岁以下每次服 5 克,5～10 岁 10 克,10 岁以上 20 克,每日 2 次,20 日为 1 个疗程,连服 3 个疗程。

功能:滋补强壮、益肝健脾,适用于病后虚弱、小儿营养不良、老年体衰等症。

4. 芝麻蜜糕(《民间验方》)

原料:黑芝麻 60 克,蜂蜜 90 克,玉米粉 120 克,白面 50 克,鸡蛋 2 个,发酵粉 15 克。

制作与服法：先将黑芝麻炒香研粉，和入玉米粉、蜂蜜、面粉、蛋液、发酵粉、加水和成面团。以 35℃ 保温发酵 1.5～2 小时。上屉蒸 20 分钟即熟。随意食之。

功能：有健胃、保肝、促进红细胞生长的作用。坚持食用，可抗衰老。芝麻中以黑芝麻为上品，《本草纲目》称："服黑芝麻百日能除一切痼疾。一年身面光泽不饥，二年白发返黑，三年齿落更生。"黑芝麻中维生素 E 的含量居植物性食品之首，而维生素 E 能促进细胞分裂，推迟细胞衰老。常食之，可抵消或中和细胞内衰老物质"游离基"的积累，起到抗衰老和延年益寿的作用。科学实验表明，维生素 E 可使实验动物的寿命延长 15%～75%。

5. 炒鸡蓉银耳（《当代养生文萃》）

原料：鸡脯肉 100 克，银耳 75 克，蛋清 100 克，牛奶 50 克，黄瓜 50 克，胡萝卜 50 克，淀粉 25 克，味精 5 克，香油 25 克，花生油 50 克，白糖 10 克，料酒 10 克，姜 5 克，葱 5 克。

制作与服法：将鸡脯肉剁成蓉入碗，加入蛋清、牛奶、淀粉，搅匀。银耳用温水泡发，去蒂洗净，用鸡汤煨烂入味后捞出。黄瓜、胡萝卜切片。将花生油烧至 6 成熟时，加入调好的鸡蓉液，待浮起后捞出，用开水焯洗去浮油，并倒出余油；将香油烧热，加入葱、姜末煸炒，再加入鸡蓉、银耳、黄瓜片、胡萝卜片、鸡汤、调料，煮沸后稍煨片刻，放汁芡，淋入明油，盛盘。

功能：补益五脏。适用于脾胃虚弱，肺阴不足之症，尤宜老年人食用。具有健身益寿，抗衰老之功。近年来科学家研究指出，银耳可提高人体的免疫功能，所含多糖，对癌细胞有一定的抑制作用。

6. 清汤燕窝（《当代养生文萃》）

原料：干燕窝 15 克，鸡清汤 1000 克，食用碱少许，盐适量。

制作与服法：将燕窝放入温水中泡软（约泡 15 分钟），轻轻捞出，用镊子择净燕窝上的黑毛和根，用温水洗去灰尘。用 1 升水把少许食用碱泡开，放入洗过的燕窝，用筷子慢慢搅动一下，泡 5 分钟后捞出，再用 1 升开水泡 5 分钟，燕窝就涨发起来。取 2 升开水，晾到八成热，把泡过 2 次的燕窝放入再泡 4 分钟，以去净碱分，捞出，挤净水。把锅放在旺火上，放入鸡清汤，加盐适量，烧开后撇去浮沫,倒在大汤碗里,再把燕窝放入。佐餐食。

功能:补益脾胃,补气清热。适用于肺虚患者。常食能使人精力充沛,消除疲劳,防病强身。

7. 三耳汤(《老年药膳》)

原料:银耳,黑木耳,侧耳(均为干品)各 10 克,冰糖 30 克。

制作与服法:将三耳泡发,洗净,去杂,放入碗中,加冰糖和适量水,上笼蒸 1 小时,熟透,可分次或 1 次食用,每日 2 服。

功能:滋阴、补肾、润肺,适用于肾阴虚之血管硬化,眼底出血,高血压,肺阴虚的咳嗽。常食也抗衰老。

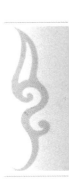

8. 山药芝麻奶糊(《老年药膳》)

原料:山药 15 克,黑芝麻 120 克,冰糖 125 克,粳米 60 克,牛奶适量。

制作与服法:粳米淘净,浸泡 1 小时捞出沥干。山药切细,芝麻炒香,3 种料同置盘中,加清水、牛奶,拌匀,磨碎后滤出细蓉,徐徐倒入锅内,用文火煮沸,调入冰糖,不断搅拌成糊,每服 2 汤匙,每日 2 次。

功能:益脾补肾,润肠滋燥,适用于动脉硬化,体弱多病,须发早白,便秘,老年人常服,可滋补身体,抵御衰老。

9. 八仙茶(《经验方》)

原料:粳米、黄粟米、黄豆、赤小豆、绿豆(上五味炒香)各 75 克,小茴香(洗净)150 克,炮干生姜,炒白盐各 30 克。

制作与服法:以上共研为细末,混合均匀,外加荞麦,炒黄熟,与前上味等份拌匀。胡桃仁、南枣、松子仁、白糖等,随意加入,瓷罐收储。开水冲泡代茶饮。每日服 3 匙。

功能:本品对 40～50 岁的中年人,具有推迟衰老,延年益寿之功。

10. 代参膏(《古方探秘》)

原料:龙眼肉 30 克,白糖少许。

制作与服法:将龙眼肉放于锅内,加白糖后,一同煮至稠膏状,分 3～4 次。

沸水冲服。

功能:大补气血。适用于衰老羸弱等症。

11. 烧蘑菇(《饮食疗法》)

原料:松树蘑、春笋各 50 克,荸荠 20 克,调料适量。

制作与服法:将松树蘑去根须,洗净,下油锅用武火炒动片刻。荸荠去皮切片,春笋切片,同倒入松树蘑的炒锅内,加水少许,煮片刻,调入精盐、味精,勾薄芡,淋油起锅。佐餐食。

功能:强身壮力,防止早衰。

12. 黑芝麻桑椹糊(《民间验方》)

原料:黑芝麻、桑椹各 60 克,大米 30 克,白糖 10 克。

制作与服法:将大米、黑芝麻、桑椹分别洗净,同放入研钵中捣烂。砂锅内放清水 3 碗,煮沸后放入白糖,再将捣烂的米浆缓缓调入,煮成糊状即可。早、晚食。

功能:补肝肾,润五脏,祛风湿,消虚火。常服可治病后虚羸、须发早白、虚风眩晕等症,亦可延年益寿。

13. 桂花核冻(《民间食谱》)

原料:石花菜 15 克,核桃仁 250 克,糖桂花少许,波罗蜜适量,奶油 100 克。

制作与服法:核桃仁加水磨成浆。锅洗净放入冷水 250 克,石花菜 15 克,置火上烧溶化,加入白糖搅匀;将桃仁浆和石花菜、白糖汁混合搅匀后,再放入奶混匀。置火上加热至沸,出锅倒入浅盆中,待冷再放入冰箱内冻结,用刀划菱块放入盘中,撒上桂花,淋上波罗蜜,再浇上冷甜汤或汽水即可食用。

功能:补肾壮阳,补肺定喘,润肠通便。适用于肾虚阳痿腰痛、肺虚久咳、气喘、口干及病后体虚乏力、食少等症。亦可作为冠心病、肺气肿、老年便秘、产后便秘及老年体弱者之膳食。无病常食,也可健身益寿。

五、能够抗衰老的药膳

所谓药膳是指在祖国医药学理论指导下,用药物和食物相配合,通过烹调加工,成为既是药物又是食物的美味佳肴。换句话来说,就是以药为膳食,以膳食为药物,两者相配,可使药借食味,食借药力,发挥协同作用;无数事实说明,药膳具有保健强身、防病治病、延年益寿的作用。它是中华民族宝贵的文化遗产,对中华民族的繁衍昌盛和身体健康,已经起着和正在起着巨大的作用。

1. 枸杞子酒(《当代养生文萃》)

原料:枸杞子 50 克,白酒 500 毫升。

制作与服法:将枸杞子洗净,放入瓶,注入白酒加盖密封,置阴凉干燥处。每 3 日摇动 1 次,15 日后饮用。每服 10～30 毫升,或根据个人酒量酌饮,不宜过量,每日 1 次。

功能:补肝肾,适用于肝肾精亏症和早衰早老。

2. 五味银叶红枣蜜(《当代养生文萃》)

原料:五味子 250 克,银杏叶 500 克,大枣 250 克,蜂蜜 1000 克,冰糖或糖 50 克。

制作与服法:将五味子、银杏叶、大枣分别洗净,将银杏叶切碎,大枣皮肉撕开,然后一起浸泡在水中 2 小时,水量以浸没为度,如银杏叶浮起,可加重物压下。将五味子、银杏叶、大枣连同浸液一起倒入大瓦罐内,先用中火煮沸后,再改用小火约煎 1 小时,煎至浓汁约 1 大碗时,滤出头汁,再加冷水 3 大碗,约煎 1 小时,至剩下药液 1 大碗时,滤出二汁,弃渣。将头汁、二汁倒入砂锅内,用小火先煎 30 分钟,使药汁变浓,再加蜂蜜、冰糖,不要加盖,约熬炼 30 分钟,离火,冷却后装瓶,盖紧。每日 2 次,每次 2 匙,饭后开水送服,3 个月为 1 个疗程。

功能:养五脏,助心血,缓肝气,通络脉,润燥软坚,舒张血管,调整血压,降低胆固醇,抗衰老。适用于动脉粥样硬化、冠心病等症。

3. 乌龙保健茶(《当代养生文萃》)

原料:乌龙茶 4 克,槐角 24 克,冬瓜皮 24 克,何首乌 40 克,山楂肉 20 克。

制作与服法:乌龙茶置器内,余药用清水煮沸,取汁冲泡,代茶饮。

功能:抗衰老,防病保健,常服可健身益寿。

4. 玉竹燕麦(《当代养生文萃》)

原料:燕麦片 100 克,玉竹 15 克,蜂蜜适量。

制作与服法:玉竹用冷水泡发,煮沸 20 分钟后取汁,再用清水煮沸 20 分钟,取汁,合并 2 次药汁,加入麦片澥开,用文火熬煮成稠粥,加蜂蜜食用。

功能:清热息风,现多用于抗衰老。本药膳还能治疗动脉粥样硬化。

5. 地黄年轻酒(《当代养生文萃》)

原料:熟地黄 100 克,万年青 150 克,黑桑椹 120 克,黑芝麻 60 克,淮山药 200 克,南烛子、花椒各 30 克,白果 15 克,巨胜子 45 克,好酒2000 毫升。

制作与服法:以上药物捣细,用夏白布装包,置于净器中,酒浸 7 天后去渣取汁,备用。每次空腹温饮 1～2 杯,早、晚各 1 次。

功能:养肝补肾,抗衰老。适用于肝肾亏损、须发早白、视听下降、未老先衰等症。

6. 西洋参汤(《当代养生文萃》)

原料:西洋参适量。

制作与服法:做菜汤时加入共煮,菜、汤、药同食。

功能:养阴益气,强身补虚,气虚阴亏之人。常服有抗衰老作用。

7. 虫草红枣炖甲鱼(《当代养生文萃》)

原料:活甲鱼 1 只,虫草 10 克,大枣 20 克。鸡清汤、料酒、盐、葱节、姜片、蒜瓣适量。

制作与服法:将甲鱼切成 4 大块,放入锅中煮沸,捞出,割开四肢,剥去腿油,洗净。虫草洗净,大枣用开水浸泡,甲鱼放入汤碗中,上放虫草、大枣,加料酒、盐、葱节、姜片、蒜瓣和鸡清汤。上蒸笼 2 小时,取出,拣去葱、姜,佐餐食,每日 2 次。

功能:滋阴益气,补肾固精,老年人常食可增强体质,防止衰老,延年益寿。

8. 人参黄芪粥(《当代养生文萃》)

原料:人参 5 克,黄芪 20 克,粳米 80 克,白糖 5 克,白术 10 克。

制作与服法:人参、黄芪、白术去净灰渣加工成片,清水浸泡 40 分钟后,放砂锅中加水煎开,再用小火慢煎成浓汁。

取出药汁后,再加水煎开后取汁,早、晚分别煮米粥。加白糖趁热食用。5 天为 1 个疗程。

功能:补正气,疗虚损,抗衰老。适用于五脏虚衰,久病体弱,食欲缺乏,未老先衰。

9. 代茶汤(《当代养生文萃》)

原料:白术 4.5 克,麦冬(去心)3 克。

制作与服法:将上药同煎作汤,代茶饮。

功能:益气补脾。适用于年老脾虚食少,久服延年耐衰。

10. 消脂健身饮(《老年药膳》)

原料:焦山楂 15 克,生黄芪 15 克,荷叶 8 克,生大黄 5 克,生姜 2 片,甘草 3 克。

制作与服法:将上 6 味同煎汤,代茶随饮,或每日 3 次。

功能:益气消脂,通腑除积,轻身健步。适用于高脂血症、动脉硬化、高血压、肥胖症等。

11. 乌饭美容祛老方(《中医美容秘诀》)

原料:南烛茎叶或柿叶,粳米各适量。

制作与服法:将南烛茎叶或柿叶捣碎,渍汁浸粳米,9 浸、9 蒸、9 曝,装入袋中备用。用此米做饭食,每日 2～3 次。

功能:益颜色,坚筋骨,变白发祛老。适用于未老先衰,面色衰败,行走无力,须发早白等症。

12. 何首乌煮鸡蛋(《中医美容秘诀》)

原料:何首乌 100 克,鸡蛋 2 个,调料适量。

制作与服法:何首乌洗净,切成 10 厘米长、2 厘米宽的块。鸡蛋洗净,与何首乌同放入锅内,加葱、姜、食盐、料酒、熟猪油、清水,武火烧沸后,转用文火煮至蛋熟,取出剥去壳,再放回锅内,煮 2 分钟,调入味精。吃蛋喝汤。每日 1 次。

功能:补肝肾,益精血,抗衰老。适用于血虚体弱,头晕眼花,须发早白,未老先衰等症。

13. 枸杞地黄大麻子酒 (《中医美容秘诀》)

原料:枸杞子(干者捣酒)、生地黄(切)各 3000 克,大麻子(捣碎)5000 克,酒 500 毫升。

制作与服法:将大麻子摊开去热气,倒入生地黄、枸杞子相和,纳入生绢袋中,以酒浸之,密封。春夏 7 日,秋冬 14 日,取服。随个人酒量饮用,令体中微有酒力,醺醺为妙。

功能:明目驻颜,轻身不老,坚筋骨。具有耐寒暑之效。

14. 首乌丹参蜂蜜汁(《妇女药膳》)

原料:何首乌、丹参、蜂蜜各 15 克。

制作与服法:何首乌、丹参水煎去渣取汁,调入蜂蜜,每日 1 剂。

功能:补益肝肾,养血活血。对动脉硬化、高血压、慢性肝炎有较好疗效。

15. 人参蒸鸡(《滋补药膳》)

原料:小公鸡 1 只(约 750 克),人参 30 克。精盐、味精、料酒、清汤、胡椒粉适量。

制作与服法:将鸡宰杀好,去头、翅、颈、出水。将人参用温水洗净泥沙,取汤盆一只,将人参及鸡放入,加清汤、精盐、味精、料酒、胡椒粉,盖上盖,上笼蒸 1 小时佐餐食。

功能:大补气血。适用于脾虚体弱、低血压、营养不良、贫血等症,对老年人有抗衰老作用。

16. 延龄不老酒(《古方探秘》)

原料:生羊肾 1 枚,沙苑子、仙茅、龙眼肉、淫羊藿、薏苡仁各 120 克,酒 2 升。

制作与服法:仙茅用米泔浸一宿,再与诸药和酒同装于大口瓶内,密封 40 天后再饮用。每日 2 杯。

功能:添精补髓,乌须黑发,壮腰健肾,补气养血,种子延龄。

17. 核桃鸡丁(《老年药膳》)

原料:鸡脯肉 350 克,核桃仁 15 克,枸杞子 8 克,鸡汤 100 毫升,化猪油 150 克,鸡蛋 2 个,精盐 5 克,料酒 25 毫升,胡椒粉 2 克,湿豆粉 35 克,生姜、葱各 10 克,香油 5 毫升,白糖 7 克,味精适量。

制作与服法:将核桃仁用开水泡涨,剥去皮;枸杞子用温水洗净;生姜洗净切成小片,葱切成葱花;鸡蛋去黄留清;鸡肉洗净,切成 1 厘米见方的丁。鸡丁装碗中,用精盐(2.5 克)、蛋清、湿豆粉拌匀,浆好。另碗中放入味精、白糖、胡椒粉、鸡汤、湿豆粉兑成汁。净锅置火上,放入猪油,待七成热时,下核桃仁炸至微黄,及时捞起待用。把浆好的鸡丁倒入锅中、快速滑透翻炒几下,下姜、葱,倒入芡汁快速翻炒,随即入核桃仁、枸杞子炒匀,淋入香油,装盘。佐餐食。

功能:补肺益肾,明目。适用于肺肾两虚之神疲乏力,面色无华。无病者常食,可抗衰老益寿。

18. 健乐饮(《饮食疗》)

原料:灵芝、香菇、白糖各适量。

制作与服法:前两味分别进行热水浸提,取得有效成分的浓缩液。把浓缩液与糖共煮,制成晶体。开水冲服。每日 1～3 次。

功能:健脑、利血,提高机体免疫力,防老抗衰。适用于神经衰弱,失眠,血小板减少,肝炎等。常服可防止衰老,延年益寿。

19. 茯苓馒头(《民间验方》)

原料:茯苓粉 10 克,玉米面 100 克,大豆粉 40 克,面粉 500 克。

制作与服法:先将面粉和玉米面掺在一起,逐渐加温水慢慢揉和。面发好后,对好碱,掺入茯苓粉和大豆粉再揉,揉匀后,做成馒头,上屉蒸熟即可。当作主食。

功能:健脾和胃,补气益血。常食抗衰老,延年益寿。

20. 清宫玉容葆春酒(《清代宫廷医话》)

原料:西洋参、黄精、枸杞子、当归、佛手柑、白酒、合欢皮均适量。

制作与服法:将西洋参、枸杞子、黄精、当归、佛手柑、合欢皮加工处理,以河南林河大曲为基础酒,遵照传统工艺酿制,自然陈化,精心勾兑而成,市场有售。每次 5～10 毫升,每日 3 次,连服 1 个月。

功能:补益强壮,抗老驻颜。许多人服用后感全身轻松,体力增强,食欲增进,睡眠改善。

21. 延寿酒(《中脏经》)

原料:黄精 30 克,天冬 30 克,松叶 15 克,枸杞子 20 克,苍术 12 克,白酒 100 毫升。

制作与服法:将黄精、天冬、苍术均切成约 0.8 厘米的小方块,松叶切成几节,同枸杞子一起装入酒瓶内;将白酒注入瓶内,摇匀,静置浸泡 10～12 天即可饮用。

功能:补虚、健身、益寿。对于体虚食少、乏力、脚软、眩晕等症,有较好疗效。无病少量常服,确有强身益寿之效。

第十一讲　运动养生抗衰老

　　"动则不衰"是我们中华民族养生、健身的传统观点。早在数千年以前,体育运动就已经被作为健身、防病的重要手段之一而广为运用。如《吕氏春秋》里说:"流水不腐、户枢不蠹,动也。形气亦然,形不动则精不流,精不流则气郁。"这里用流水和户枢为例,说明运动的益处,并从形、气的关系上,明确指出了不运动的危害。即动则身健,不动则体衰。

　　"动则生阳",这是《内经》中的经典养生名言,意思是说,运动能使人产生阳气。而阳气对于人体来说:"若天与日,失其所则折寿而不彰",这是《内经素问·生气通天论》中谆谆告诫的。折寿即衰老,活不到应活的岁数,其原因是体内阳气虚衰。阳气在一定意义上是指老百姓所说的火力,即新陈代谢力。倘若人体阳气严重不足,即需补养阳气,除经常参加一些运动外,还要服一些补阳的中成药,如右归丸、桂附地黄丸等。

　　法国思想家伏尔泰曾说过:"生命在于运动。"它一语道破了生命的奥秘,揭示了生命活动的一条规律。事实也已证明,运动可以促进机体新陈代谢,从而推迟各器官的衰老进程,尤其是对心血管系统,更是极为有益。有位病理学家通过数千名尸体解剖的研究,发现脑力劳动者动脉硬化的发生率是14.5%,而体力劳动者仅为1.3%,两者相差11倍。动物学家也发现,大象在野外生活可活到200岁,一旦被捕捉,关进动物园,尽管生活条件比野外好得多,却活不到80岁;野兔平均可活15年,而自幼养在笼内过着"优越"生活的家兔,平均寿命才4—5岁;野猪的寿命也比家猪长1倍。为什么野生动物比家养动物寿命长呢? 其中一条重要的原因是野生动物为了寻食、自卫、避敌、摆脱恶劣气候的侵害等,经常需要东奔西跑,身体便得到了很好的锻炼。美国一心脏病学研究所曾做过如下实验:经专门委员会认定身体健康的20—30岁的若干男子,被规定在 20 个昼夜里一直静卧着,不准坐、立和做操;对照组的人与实验组的人的差别只在于每昼夜可在器械上锻炼 4 次。结果是对照组的人们仍保持着工作能力,而实验组的人在 3～5 天后全部都感到背部肌肉酸痛、食欲缺乏、便秘、肌力减退等,特别是情绪变得很坏,容易激动,不爱交谈,萎靡不振,不愿从事脑力劳动,连看电视、听收音机都不感兴趣,因为这会使他们感到很累。他们普遍存在着一种懒惰的感觉,表现出冷漠的心情,不愿见友人,还不能入睡。到第 11 个昼夜,许多人还出现了惊慌和恐惧的感觉。从这个实验可以看出,肌肉运动对人的神经系统和心理活动有着巨大的影响,缺乏运动对于人来说是非常危险的。法国医生蒂索曾说:"运动就其作用来说,几乎可以替代任何药物,但是世界上的一切药品并不能代替运动的作用。"

还有人曾调查分析了 23 名外国历代 113－194 岁长寿老人的职业,其中 5 人情况不详,未做统计,余下的 18 人中,16 人为体力劳动者,占 88%。日本有个研究机构调查了百岁以上长寿老人的情况,发现有 2 位老人在 75 岁时、1/3 的老人在 80－84 岁时仍坚持参加体力劳动。据调查,我国的长寿老人也有相同特点,即绝大多数为体力劳动者。我国古代著名医药学家孙思邈,活了 102 岁,是我国从事医药实践活动最长的一位医药学家,被誉为"药王",他近百岁时还身强体健。有人问他长寿的奥秘,他的回答是:"四体勤奋,每天劳动,行医看病,上山采药,节制饮食,细嚼缓咽。"可见,孙思邈的长寿与体力活动有着密切关系。由此可知,运动能延缓衰老。虽然体育锻炼不能使人返老还童、长生不老,但却能使人老当益壮。

为什么说运动能延缓衰老呢?中医学认为,精、气、神为人体的"三宝",与生命息息相关。而运动养生则紧紧抓住了这三个环节,调意识以养神,以意领气,以气行推动血运,周流全身;以气导形,通过形体、筋骨关节的运动,使周身经脉畅通,营养整个机体。如是,则形神兼备,百脉流畅,内外相和,脏腑谐调,机体达到"阴平阳秘"的状态,从而增进机体健康,保持旺盛的生命力。

现代医学认为运动可促进血液循环,改善大脑的营养状况,促进脑细胞代谢,使大脑的功能得以充分发挥,从而有益于神经系统的健康,有助于保持旺盛的精力和稳定的情绪。运动能使心肌发达,收缩有力,增强心脏的活力及肺脏呼吸功能,改善末梢循环。运动能增加膈肌和腹肌的力量,促进胃肠蠕动,防止食物滞留,有利于消化吸收。运动可促进并改善体内脏器自身的血液循环,有利于脏器维持正常的生理功能,并提高机体免疫功能及内分泌功能,从而使人的生命力更加旺盛。同时还可以增强肌肉、关节的活动度,使人的动作更加灵活轻巧,反应敏捷、迅速。

可见,时常运动可以起到健身防老的作用,即所谓的"动则不衰,用则不退"。

一、常用的防衰运动项目

1. 气功

气功是在中医养生理论指导下产生的一种祛病延年的身心锻炼方法。它通过自我调控意识、呼吸和身躯来调整内脏活动,加强自身稳定机制,从而达到祛病益寿的目的,气功之所以有养生益寿的作用,是因为通过练气功,可以疏通人体经络,流通气血,特别是使人体的元气旺盛。所以,无病可以强身,有病可以治病。其次,是因为运用气功各种功法的锻炼可以使"精、气、神"三者融为一体,增强机体的生命活力,使生命延长,衰老推迟,健康长寿。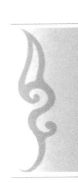

(1)练气功的基本方法

无论是动功,还是静功,练功的基本要求大体是一致的,即要在调心、调息、调身上下功夫。

①调心:这是气功锻炼的中心环节。调心就是自觉控制意识活动,其基本要求就是要做到"清心寡欲",排除杂念,达到"入静"状态。

"入静",就是通过"意守"改"胡思乱想"为"静思专想",做到"无思无想",恬静愉快,悠然自得。

而"意守"就是把注意力集中于体内某一部位或某种活动,或意想某种对身体有益的事情。最常用的"意守"方法是意守呼吸结合意守"丹田"。丹田,指脐下约5厘米的"气海穴"。意守呼吸与意守丹田结合,就叫作"气贯丹田"。气贯丹田的一般方法是:行腹式呼吸,吸气时膈肌下降,腹压增加,仅小腹外鼓,好像气经肺吸入丹田;呼气时小腹回缩,好像气从小腹经肺而出。这种气贯丹田法是气功产生良好效果的主要措施。

②调息:就是自觉控制呼吸,其要求是细、静、匀、长,逐步达到无声无息,出入绵绵,若存若亡的境地。

初练时求其自然,不可勉强,慢慢做到从有声到无声,由短促到深长,最好是练"气贯丹田"法。

③运气:是通过深长呼吸和停闭呼吸,以意领气,打通经脉,意随气行,运行周身;若运气攻患处,给自己治病称"行气";若运气外出,发气给他人治病,则称"布气"。

④调身:是指自觉控制身体的姿势和动作,它一般分行、立、坐、卧、做,此五种情况皆必须与调心和调息配合进行。总的要求是宽衣解带,舒适自然,不拘形式。

行为平正不摇,注意道路,气贯丹田,呼气提肛,吸气放松。

立为两足并行与肩同宽,双膝微屈,躯干平直,含胸收腹,两臂向前半举,屈肘屈腕如抱球状,两目半闭凝视鼻端,然后调息,意守丹田,此所谓"三圆式站桩"。

坐有自由式和盘膝式两种。

自由式,选适当高度的椅、凳或床,双脚踏地而坐,双腿分开与肩同宽,双手仰掌叠放一起置于小腹前,目半睁,视鼻端,或双手合掌如佛,目半睁视指端。

盘膝式,有单盘膝、双盘膝和自然盘膝三种。

单盘膝是将一侧小腿放另一小腿上面;双盘膝是先将右小腿放在左小腿上面,再把左小腿搬起放在右小腿上面,两小腿交叉,两足底朝天放在大腿上;自然盘膝是两小腿自然交叉成"人"字形,两足压在大腿下,上身姿势皆同自由式。

行功应备软垫,两腿发麻时,可行自我按摩后收功。

卧以右侧卧位为佳,头稍向前,下面的一只手自然屈肘放枕前,手心向上;上面一只手自然放在大腿上,手心向下,或放丹田处,手心按腹;腿的姿势是下面的自然伸直或略屈,上面的屈膝放另一腿上面。

做是指日常劳作时,根据工作的性质,采取合理的不易疲劳的姿势,配合意守丹田和腹式呼吸,其实质是时时处处都可意守丹田练丹功。

总之,调身即调整形体,使自己的身体符合练功姿势,形态的要求。

(2)练气功的要领及注意事项

①松静相辅,顺乎自然。所谓松,即是全身肌肉放松,必须掌握松而不懈的状态;所谓静,是指相对安静而言,在呼吸方面出入无声,体会悠闲自得;在意识方面强调通过意守,排除杂念,达到入静。

松与静关系密切,全身放松能促进入静,而入静后,也必然呈现全身放松,故两者是相辅相成的。

②调节呼吸,做到意气合一。

③情绪稳定,心情舒畅。在气功治疗中必须强调情绪稳定,心情愉快,这样才能促进健康,消除疾病,而且在每次做功后都会有舒适和欣快的感觉。

④练功应由易到难,不急于求成,做到循序渐进,持之以恒,必见成效。

⑤在练功前 10～15 分钟停止活动,排空大、小便,做好练功准备,时间一般为早、晚,每次 20～30 分钟。空腹和饭后不应马上练功。

⑥固定功法。当前各地流传功法甚多,有的效果肯定,有的则限于个别人练习,功效尚难定论。因此,练功者应在医生指导下,根据病情、体质和日常习惯等,选择 1～2 种合适功法,进行锻炼。

⑦避免偏差。造成偏差的原因是急于求成,不能循序渐进,呼吸用力过大,一味追求深长缓慢,或意守强度太大,或盲目追求某些感觉,结果造成呼吸不畅,胸闷气短甚则呼吸紊乱、头痛头昏、精神紧张等。

偏差的形成往往是由微至显,由轻到重。当开始有所表现时,纠正较容易,需时也短;若偏差已形成,纠正起来就比较费力。因此,练功之初,一定要仔细体会,及时纠正,以免形成偏差。

(3)常用功法举例

例1:八段锦。锦字从金,形容贵重。帛是古代颜色鲜美之物,因为这种功法可以强身益寿,有如展示给人们绚丽多彩的锦缎,故称为"锦"。

本功法功能柔筋健骨,养气壮力,可以有行气活血,协调五脏六腑功能,男女老幼皆可锻炼。

第一节:双手托天理三焦。

预备姿势:立正,两臂自然下垂,目视前方。

动作:两臂慢慢自左右侧向上高举过头,十指交加翻掌,掌心向上,两足跟提起,离地一寸;两肘用力挺直,两掌用力上托,两足跟再尽量上提,维持这种姿势片刻;两手十指分开,两臂从左右两侧慢慢降下,两足跟仍提起,两足跟轻轻落地,还原到预备姿势。

第二节:左右开弓似射雕。

预备姿势:立正,两脚并拢。

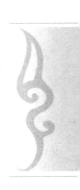

动作:左脚向左踏出一步,两腿弯曲或骑马势,上身挺直,两臂于胸前十字交叉,右臂在外,左臂在内,手指张开,头向左转,眼看左手;左手握拳,示指向上翘起,拇指伸直与示指成八字撑开,左手慢慢向左推出,左臂伸直,同时右手握拳,屈臂用力向右平拉,作拉弓状,肘尖向侧挺,两眼注视左手示指;左掌五指张开,从左侧收回到胸前,同时右掌五指张开,从右侧收回到胸前,两臂十字交叉,左臂在外,右臂在内,头向右转,眼看右手,恢复到立正姿势。

第三节:调理脾胃举单手。

预备姿势:站立,双臂于胸前,掌心向上,指尖相对。

动作:先举左手翻掌上托,而右手翻掌向下压,上托下压吸气还原时则呼气,左右上下换作8次。

第四节:五劳七伤往后瞧。

预备姿势:自然站立,两臂自然下垂。

动作:慢慢向右转头,眼看后方,复原成直立姿势;慢慢向左转,眼看后方,复原。

第五节:摇头摆尾去心火。

预备姿势:两腿并立,比肩略宽,屈膝成马步,双手扶膝上,虎口对着身体,上体正直。

动作:头及上体前俯,深屈,随即向左侧做弧形摆动,同时臂向右摆,再复原成预备姿势;头及上体前俯,深屈,随即向右侧做弧形摆动,同时臂向左摆,复原成预备姿势。

第六节:背后七颠百病消。

预备姿势:两腿并拢,立正站好。

动作:两足跟提起,前脚掌支撑身体,依然保持直立姿势,头用力上顶,足跟着地,复原为立正姿势。

第七节:攒拳怒目增气力。

预备姿势:两腿并立屈膝成骑马势,两手握拳放在腰旁,掌心向上。

动作:右拳向前方缓缓用力击出,臂随而伸直,同时左拳用力紧握,左肘向后挺,两眼睁大,向前虎视。

第八节:两手攀足固肾腰。

预备姿势:两足平行并立与肩宽,双臂平屈于上腹部,掌心向上。

动作:向前弯腰,翻掌下按,掌心向下,手指翘起,逐渐以掌触及腰背,前俯呼气,还原吸气。

说明:做动作时也要结合意念活动,想着动作的要求而自然引出动作来,并注意配合呼吸。如在做第一节时,可意想清气从手下贯至头、胸、腹、足,浸透全身,如清泉逐浊水,三焦浊气尽除。

例2:内养功。气功大师刘贵珍所创,此功注重调息,对呼吸的要求较为严格,并配合默念字句以诱导入静,从而将调整呼吸与入静意守紧密结合起来,具有大脑静、脏腑动的特点。在意守时,应自然做到似守非守,意识不可过于集中,但也不可无意去守。呼吸要力求自然,尽量保持深、长、细、匀,不要憋气,以防出偏。锻炼时一般先由卧式开始,坐卧式可互相配合,也可单独应用。

2."百炼不如一走"

在人的一生当中,走是最重要的日常活动,从生后1岁左右蹒跚学步开始,到年老寿终正寝,几十年间走不停步。俗话说得好:"饭后百步走,活到九十九","没事常走路,不用进药铺"。这些都说明了散步健身的重要性。散步健身尽管对各种年龄的人皆适用,但对老年人则帮助更大。

从医学角度看,行走锻炼对人体各系统生理功能的促进作用是显而易见的。老年人由于胃肠蠕动缓慢而出现腹胀、便秘、食欲缺乏等,通过行走锻炼可得到改善。行走锻炼还能调节神经活动,晨起行走一时,精神焕发一天;睡前行走一时,安然入睡一夜。此外,走路还是打开智慧的钥匙,走路时能使身体逐渐发热,加速血液循环,使大脑的供氧量得到了增加,成为增强智力的良好催化剂。血液循环加快产生的热量,可以提高思维能力。德国大诗人歌德曾说:"我最宝贵的思维及其最好的表达方式,都是当我在散步时出现的。"

散步这种健身运动宜坚持进行,每天时间不少于半小时。以清晨运动较好。

3."撮谷道"

唐代医学家孙思邈在《枕中方》中用"谷道宜常撮"的叙述。谷道,即指肛门;"撮"即提的意思。"撮谷道",古人又称为提肛,指主动地、有规律地收缩肛门部的肌肉,并以此达到健身防病的目的。

防病原理为肛门处于人体经络的督脉上,而督脉为"阳脉之海",具有调节全身诸阳经经气的作用,是练功中真气运行的路线。中医养生学认为,"撮谷道"可使中气升提,脏腑强壮,并可调节气血阴阳。现代医学则认为,有意识的提肛,能对中枢神经及自主神经系统起调节作用,促进胃肠及肛门部的血液循环及治疗多种肛肠疾病。

方法:本功站、坐、卧均可进行,吸气时提收肛门,如忍大便状;呼气时,缓慢放松肛门,如解小便状,一提一松为 1 次提肛运动,20～30 次为 1 遍,每日可做2～3 遍。

4. 钓鱼

历史上的姜子牙任职时已是老年人了,但他精力充沛,思维敏捷。除了他有过人的天赋之外,也和他几十年垂钓生涯有关。

钓鱼活动历来被认为一种高雅的体育活动。古来有许多像姜子牙这样的名人贤达,都是隐居山林之间,以垂钓为乐的。首先,钓鱼能培养人信心、耐心。俗话说:"钓鱼莫着急,全在好脾气。"垂钓之时,不能瞻前顾后,见异思迁,急于求得,只能耐心等待。

其次,垂钓之处,水浪翻花,草木葱茏,随时散发出氧气、负离子、杀菌素和芳香物质,有益大脑健康,增强记忆力。还有,钓鱼是一项极好的旅游活动,既活动了筋骨,也呼吸了新鲜空气。在河畔池边,面对宽阔的水面,沐浴着和煦的阳光,悠闲垂钓,避开了尘嚣之扰,使自己融会在大自然里,达到专心致志,清心寡欲的境界,从而感到其乐无穷。正如陈君礼在《钓鱼乐》中所说:

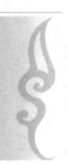

> 垂钓湖畔心悠然,嫩柳丝丝挂我肩;
>
> 鸟语声声悦我耳,春风微微拂我胜;
>
> 湖光水影收眼底,愁情杂念抛天边;
>
> 鱼竿拉成弯弓形,上钩鲫鱼活鲜鲜;
>
> 村人笑笑向我言:"为啥一钓就半天?"
>
> "钓来锦绣不老春,钓来幸福益寿年!"

钓鱼尽管好处很多,但必须懂得方法。

渔具:钓竿要直、牢、轻和有弹性;鱼线最好用尼龙丝或尼龙线制作,它拉力强,不霉变,不易缠结,透明而柔软;鱼漂要 1/3 浮出水面,因而铅坠不可太重,但也不宜过轻；鱼钩分单钩、复钩两大类，钩形有圆形、长形和角形。

鱼饵：分荤、素两种。素饵主要由面与芝麻粉拌和，用香油浸泡；荤饵主要指蚯蚓、小鱼、青蛙、苍蝇等。

钓鱼地点：谚语说"春钓滩、夏钓潭、秋钓荫、冬钓草"。意思是在春天时，鱼的活动能力加强，喜欢游到浅水处寻找食物；夏天天气热，鱼多在深水潭或水草底下潜藏；秋天鱼为了给过冬储存脂肪，吃食较多，多在水草附近或荫处水的中上层遨游；冬天天冷，鱼到杂草水藻丛中避寒取暖。

如何钓鱼：关键在于思想集中，不能胡思乱想；其次是耐心和细心，"稳坐钓鱼船"的"稳"字，是钓鱼的关键一字，也是耐心和细心的化身。

抗衰老的运动项目还很多，这里就不一一列举了。

二、运动养生的原则

原则一，运动前一定要做好准备。热身运动可做腿部的屈伸，做体操或原地踏步，以活动肢体，增加气血运行，适应运动时的需要。

原则二，运动应循序渐进。西方传说中有个名叫米罗的人，自他家小牛生下来，就每天练习把它举起来。小牛慢慢长大，米罗的力气也慢慢增加。到小牛长成大牛时，他仍然可以把牛举起。由上述的故事中可以看出，运动是要循序渐进的，特别是老年人，运动量增加，要自然而不勉强，持续而不中断。不可骤然间做剧烈的运动，否则害多于利。

不管任何运动，只要做到有点气喘，觉得有点恰到好处的疲劳，运动的目的就达到了。

原则三，运动时间因时制宜。有许多健身运动，是随时都可以做的，只要有机会，就不要放过，多少做些，都是有益的。

不过，为了养成良好的运动习惯，建立有规律的生活秩序，还是每天或隔日有一次定时的运动为好。这样可以形成时间、环境的条件反射。神经系统建立了动力定型，健身活动就变成很自觉的很容易的事情了。

原则四，选择环境因地制宜。最理想的环境还是空气新鲜，阳光充足，安静清幽的园林，或是海滨、湖畔、江边、河沿等处亦佳。这些地方远离闹市，空气负离子多，没有噪声和污染，对健康最有利。另外，具有优美风景的环境往往使人心旷神怡，对消除神经系统的疲劳和紧张最为理想。如果不具备这些条件，也不必为选择环境而奔波，在自己的居室或庭院里，也可美化一下，布置一个清幽芬芳的环境。

原则五，因人而异。选择适当的运动项目，如老年人常有各种慢性病，有时会由于缺乏症状或症状不典型未引起注意，若选择不当的体育运动就会将原来隐匿的疾病暴露出来，有时会有一定的危险性。一般而言，老年人宜选择以柔为主，或刚柔结合的运动，不宜进行激烈的、速度快的、强度大的、竞争性强的运动锻炼。

原则六，动静结合。不能因为强调动而忘了静，要动静兼修，动静适宜。运动时，一切顺乎自然，进行自然调息，调心，神态从容，摒弃杂念，神形兼顾，内外俱练，动于外而静于内，动主练形而静主养神。这样，在锻炼过程中，内练精神，外练形体，使内外和谐，体现出"由动入静""静中有动""以静制动""动静结合"的整体思想。

第十二讲　两性和谐抗衰老

性伴随着人的一生,是人们非常关注的一个问题。性不仅仅是人们传宗接代的工具,而且性本身是一种乐事,是人之大欲。"一日夫妻百日恩,百日夫妻似海深",这里的恩和深,首先是建立在夫妻性生活和谐的基础之上。

房劳过度之所以引起早衰,是因为交接多则伤筋,施泻多则伤精。而肝主筋,肾主藏精,性生活不节就会损伤肝肾。在中医的抗衰老理论中,保精护肾是一项非常重要的基本措施,这是因为精不仅是繁衍人类的生命之源,而且亦是人体生命活动的最重要的物质基础。精和肾的充坚与否,是决定人体是否健康长寿的重要因素,一旦精亏肾衰,就会引起全身各个器官的功能活动减退或障碍,导致疾病和衰老的发生。因此,古人反复强调"善养生者,必保其精"。而要保其精的关键之一,是要节制性生活,特别是老人更应注意这个问题。如果纵情泄欲,会使精液枯竭,真气耗散而致未老先衰。《千金要方·养性》中指出:"精竭则身惫,故欲不节则精耗,精耗则气衰,气衰则病至,病至则身危。"告诫人们宜保养肾精,这是关系到机体健康和生命安危的大事,精不可耗伤,养精方可强身益寿。

一、养生还须性和谐

曾有医学专家做过调查研究,发现恩爱夫妻与体质及生活条件大致相当的鳏夫、寡妇相比,前者的寿命长于后者。如果夫妻感情破裂、反目成仇或同床异梦,则寿命也会缩短,其中男性寿命缩短5～6年。

为什么恩爱夫妻能够长寿?其中缘由不外乎两点。第一,恩爱夫妻生活上互相体贴、精神上互为依托,产生了良好的保健效果;第二,适度和谐的性生活能调节紧张情绪,放松紧张的肌体,并带来愉快、亲和幸福美满的心境及气氛,从而增进夫妻双方的身心健康,避免某些疾病的发生。

夫妻性爱有益身心并具有防病保健康作用。例如清朝诗人袁枚在《小仓山房文集》中记载了这样一则小故事。商人汪令闻患病,延请名医徐灵胎诊治,徐灵胎诊断察舌,"望闻问切"之后不开方,只是嘱其回家与妻子"阴阳交"。商人不信,并认为自己经商在外,无欲则刚,正好蓄精养神去病。徐灵胎劝他回家试试无妨。商人抱着"试试"的心理回家。不出名医所料,他严重的自汗,张口喘气,彻夜不眠等"阳盛灼阴"症状竟不药而愈。

对此现象,古代医学家曾根据祖国医学理论予以阐释,隐居终南山修道的医学家陶弘景在《养性延命录》中指出"阴阳不交伤人"。医圣孙思邈说:"男不可无女,女不可无男,无女则意动,意动则神劳,神劳则损寿。"其意思就是禁欲不但不能健身,反而可能导致神生病、危害健康、缩短寿命。

与古籍记述和理论阐释相比,现代医学所揭示的性爱与健康的关系则更具有科学性。例如,性生活能缓解少女多发的"经前综合征"。许多少女每次月经前有全身疲倦乏力、乳房胀痛、烦躁头痛、忧郁失眠、腹痛、水肿等症状,而结婚后,这些症状减轻或逐渐消失,现代医学认为,经前综合征与前列腺素过量有关,而男性精液中含有能中和该激素的成分。同样,由于内分泌紊乱导致月经不调者,性生活能刺激卵巢及肾上腺分泌较多的雌激素,使月经趋于正常,雌激素还使妇女绝经期、更年期的症状减少。正常性生活使女性内生殖器官感染发炎的机会减少,无性生活和性生活稀少的中老年妇女的妇科病则较多。其中原因之一是因为精液中有类似青霉素作用的"精液胞浆素",这种物质能阻止细菌遗传物质的合成,从而抑制细菌的生长繁殖。故此每星期有一至二次丈夫的精液射入阴道子宫,能起一定的杀菌作用。此外,性生活的刺激和女性的体内某些激素分泌的增加,可促进女性乳房发育,使之丰满,也使女性的体毛变疏和减少,皮肤细腻,增加健美和风韵。

性爱对于男子的好处,主要是使内分泌得以调节,并使之维持正常的功能活动。例如,前列腺是男子分泌精液的腺体,若不发挥其生理功能则会栓塞不通,患前列腺癌的机会将大大增加。禁欲的僧侣最容易发生前列腺癌。此外,性快感兴奋男子的神经和血液循环,也使肾上腺、性腺退化速度减慢;相反,独身男人易患神经官能症、冠心病、溃疡病,甚至郁积成癌。

可以肯定,夫妻性爱的保健防病效果是通过生理、心理和内分泌调节来实现的。对此,日本医学博士朝长正德认为,人的下丘脑和垂体受到性活动的刺激使激素分泌良好,促进机体的新陈代谢从而增进健康避免疾病。美国心理学家马奈通过研究进一步证实,性生活引起的愉悦,是由于性活动时人的下丘脑分泌一种类似吗啡的物质,这种物质的兴奋作用还能增强人体免疫功能,使之处于抵御不利因素的最佳状态,有助于夫妻双方的健康长寿。

二、节欲是最好的药品

如何才能长寿?怎样保持青春的活力?这是自古以来,人类梦寐以求的愿望。要实现这一美好的愿望,中医养生学认为,必须高度重视性保健。

中医性保健的核心思想是节欲。因为性生活过度会严重损耗人体最宝贵的物质——精。祖国医学认为,精是生命的基础。不仅人的生成必从精始,由精成而后生成身形五脏,皮肉筋骨脉等,而且出生之后,犹赖阴精的充养。若阴精充盛,则生命活动旺盛,身健皮肉筋骨脉而少病;若阴精衰虚,则生命活动减退,早衰多病。精、气、神三者,古代养生家誉为人身"三宝",是养生的关键,但在这三者之中,精能化气生神又是气、神产生的基础。

中医学关于节欲可能健康长寿的思想在古代的文学作品中已有所反映,如三国魏时诗人应璩的《三叟诗》云:"古有行道人,陌上见三叟,年各百余岁,相与锄禾秀。住车问三叟,何以得此寿?上叟前致辞:内中妪貌丑……"把"内中妪貌丑"列为上叟长寿之道,则突出了长寿的主要原因是"节欲"。唐代名医孙思邈由于提倡养性慎欲,寿逾期颐,活到102岁。至今陕西县纪念孙思邈的药王庙大殿前,刻有"大寒与大热,且莫贪女;醉饱莫行房,五脏皆反复"等训言,反映了他节欲养生的思想。

现代免疫学亦认为,长期的性生活过度,会使人体的免疫系统的调节功能减退,这是由于性交频繁,可引起高度的全身性兴奋,从而促使人体能量的高度消耗,器官功能的适应减弱。四川省有位110多岁的老中医罗明山就非常重视肾精,他曾说:"肾精人之宝,不可轻放跑,惜精即惜命,精固人难老。"当有人问他为啥能活到百岁时,他曾半开玩笑地说:"我活百岁你难学,不爱娇妻爱山河。"中国古代的许多帝王寿命都不长,就是由于他们荒淫无度、沉迷酒色、房劳太过造成的。清朝乾隆皇帝之所以活到八十九岁，全靠御医督其远房闱、习武备之故。如果只讲习武，不注意保精，长寿也是不可能的。

节欲能够长寿，那么，怎样节欲呢？

首先，要切勿"醉以入房"，此指酒醉以后行房事。酒，是人们所喜爱的传统饮料，少量饮酒有活血通脉、助药力、增食欲、除疲劳、使人轻快的作用。中医很善于用药酒治病，所以一般中医都不反对适量饮酒。但饮酒达到醉的程度，再与纵欲连在一起，就成了人生的两大祸害。这是因为酒醉后行为难以控制，而行房事又兴奋过度，必欲竭其精而后快，致使恣淫无度，严重损耗了人体最宝贵的物质——精和气。

其次，要注意节欲的时间及房事次数。以季而论，《黄帝内经》主张冬应藏精，元代医家朱丹溪强调"于夏必独宿"。从次数来说，孙思邈提出了"二十者，四日一泄；四十者，十六日一泄；五十者，三十日一泄；六十者，闭精勿泄；若体强壮者，一月一泄。"可见，人应随着体质强弱，精气盛衰，年岁壮老考虑房事所宜。现代医学认为，精子是由原始生殖细胞发育而成的，一般需要 60 天才能发育成熟。精子储藏在附睾内 10 天才具有生殖能力。精液、前列腺液要产生一定数量，也需要一定时间。随着年龄的增长，生殖能力降低，需要的时间更长，所以古人所说的节欲规律，基本上是符合生理规律。对于老年人来说，尤须注意节制性生活，因为老年精血亏耗，形气俱衰。中医多主张 60 岁以后要断绝房事，实践证明，若能节制性生活的确有利于身体健康。

由于性生活是一种动物本能，过分利用思维去抑制它，也是对机体健康不利的。性成熟之后，有一个和睦相爱的家庭生活是适宜的。有人还说，有伴侣比无伴侣更长寿些，这是有道理的。孙思邈就认为对性生活既要适当节制又勿强忍硬抑，如他在《千金要方》中说："凡人气力有强盛过人者，亦不必抑忍久而不泄。"总之，为了健康和长寿，必须注意性保健，最好把性生活控制在生理要求的低水平。

三、七损八益

中医养生学认为，夫妻合房要讲究适当的方法，这样既能使双方得到性的满足，增进感情，更重要的是有助于彼此身心健康，延年益寿。正如古人所言：

"房中之事，能生人，能煞人，如水火，知用之者，可以养生；不知用之者，立可尸矣。"那么，夫妻合房究竟要采用什么样的方法，才有益于增进夫妻感情，促进身心健康呢？

古代房中术认为，宜采用"七损八益"法。如《黄帝内经》里所说："能知七损八益，则二者可调，不知用此，则早衰之节也。"说明导致人体衰老的重要原因是不懂得运用"七损八益"。在马王堆三号汉墓出土的竹简医书《养生方》和《天下至道谈》中性保养，就比较具体地谈到"七损八益"，书中说道："气有八益，有七损。不能用八益去七损，则行年四十而阴气自半也。五十而起居衰，六十而耳目不聪明，七十下枯上竭，阴气不用，深泣留出。令之复壮有道，去七损以抵其病，用八益以补其气，是故老者复壮，壮不衰。"由此可见，所谓七损八益，是指性生活中有损健康的七种表现和八种有益保持精气、有利性生活的动作。原文的大致的意思是：在夫妻性生活里应做到八种有益的保持精气的动作。而避免七种有害的动作，如果不按这样做，则四十岁时精气已耗损一半，五十岁生活起居已感衰弱，六十岁耳目不聪，七十岁体质虚损已极，阴痿、涕泪难自控。如果做好八益，避免七损，可使壮年人抗衰延年，老年人可恢复健康。那么，"七损八益"的具体内容又是什么呢？

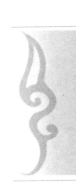

1. 七损

《天下至道谈》里说得很清楚："一曰闭，二曰泄，三曰竭，四曰易，五曰烦，六曰绝，七曰费。"即一损是指性交时阴茎疼痛，精道不通，甚至无精可泻，这叫内闭；二损指性交时大汗淋漓不止，这叫阳气外泄；三损是说性生活不节制，交接无度，徒使精液虚耗，称为"竭"或"衰脬"；四损是说交合时阳痿不举，故曰"易"；五损指交接时呼吸梗阻，气喘吁吁，心中懊恼，神昏意乱，这就叫烦；六损是说在女方根本没有性冲动或性要求时，男方性情急躁，不善于等待，甚至态度急躁，强行交合，这样的性生活自然极不协调，将会给下一代造成危害，因而叫"绝"，意即陷入绝境；七损是指交接时急速图快，滥施泄泻，徒然耗散精气而已，所以叫作"费"。

显而易见，古代房中术所说的"七损"是有害于健康的，归纳起来七损是：一是精道闭塞，二是精气早泄，三是精气短竭，四是阳痿不举，五是心烦意乱，六是陷入绝境，七是急速快，徒然耗费精力。

2. 八益

《天下至道谈》里又说："一曰治气、二曰治沫、三曰知时、四曰蓄气、五曰和沫、六曰积气、七曰持赢、八曰定顷。"即一益是指性交之前应先练气功导引,导气运行,使周身气血流畅,故曰"治气";二益是说,舌下含津液,不时吞服,可滋补身体,又指增其阴液,亦为交合之所不可少者,这些都叫作"治沫";三益是说,要善于掌握交合的时机,这就叫作"知时";四益即蓄精气,做到强忍精液不泻;五益是指上吞唾液,下含阳液,双方在交合中非常协调;六益是说,交合适可而止,不可精疲力竭,以便积蓄精气;七益是说交合之时留有余地,保持精气充盈,做到不伤元气,叫"持赢",即持盈;八益是说两性交合时,男方不要恋欢不止,称为"定顷",即防止倾倒之意。

从上可知,八益是有益于夫妻身心健康的。归纳起来:一是平时要注意房中气功操练,以蓄养精气;二是在行房前应充分嬉戏,使双方都产生强烈的性欲;三是交合中要适可而止,不要恣情纵欲、滥施泄泻,阴茎要勃而生还,不要死返。这些论述对房中保健很有意义。

四、采阴补阳

一般说,女人的寿命比男人长些,动物界也有此现象。雄性的寿命为何短呢?专家研究,男子的雄激素可增加血中低密度脂蛋白,从而促使心脑血管病的发生;女子的雌激素可以增加高密度脂蛋白浓度,可以减少心脏病、脑卒中的发生。据说有些日本教授,中老年之后,每年固定输一两次年轻女性的血液来保持健康身体。此种"采阴补阳"固不可取,但在性生活中丈夫通过与妻子的情感思想交流,减轻心理与情绪压力,对缓解心脑血管疾病的发生是有好处的。这种"采阴补阳"就属于心理上的效应了。

实际上,"采补"之术是夫妻二人互助互补的过程。古代房中术也意识到,无论采阴补阳抑或采阳补阴,都有些损人利己的味道,于是提出男女"双修双成"。用今天的话说,就是共同在性生活中锻炼身体,强壮体质,减少疾病,延长寿命。男女配合,接吻时互相吸吮唾液,拥抱摇动时,双方"精气"流动与交换,交合之际内气互相补导,都是双修双成、互采互补的表现。

用今天的科学道理来推测,如果夫妻性生活没有很好地调适配合,男女的性欲没有得到满足,也就是形式上的"采阴补阳"或"采阳补阴"没有达到的话,就会出现对双方生理、心理上的不良影响,男方表现为性情改变,抑郁悲观,暴躁易怒,性欲逐渐减退,心理极不平衡,以至失态而另觅新欢,亦可诱发躯体疾病。女方也会出现烦闷忧郁,生理功能上出现自主神经功能紊乱,全身虚弱,周身酸痛,失眠。由于性欲达不到高潮而致盆腔脏器充血,长期下去则导致阴道炎、子宫炎及附件炎等。

所以,我们应该从某种意义上理解古人提出的"采补",把正常的夫妻性生活当作一种健身运动,一种艺术活动,一种高尚情操行为来对待。这样,在性生活过程中,通过性器官的活动,双方情感交流,全身肢体的运动,来刺激体内内分泌系统的正常运转,提高机体免疫功能,增强防病抗病能力,健全神经中枢,调适心理最佳状态。这样就可达到身心健康、性生活质量完美、夫妻白头偕老、共享人生的目的。这些应该是千百年来流传至今"采补"之术的真谛吧。

五、欲不可绝,欲不可早,欲不可纵,欲不可强

性是一种自然属性,是人的本能,是联结夫妻间的重要纽带,能给夫妻、家庭带来无限的欢乐与温馨。性对人类具有极大的诱惑力,性的需求是一种强大的力量。假如世界上没有性的存在,整个世界会变得没有生气和动力,如同风平浪静、无声无息的死水。

然而,究竟如何驾驭和调节"性"之问题,古往今来,皆有考究,怎样才能使夫妻既能享受到"性"的欢乐,而又不带来身心的损害,成为当今太平盛世值得研究的重要内容。

1. 性事不足,阴阳失衡

古代医家认为精、气、神是人身三宝,是人体组织结构和功能活动产生的根本,性事耗精太过,会导致身体亏虚,甚至引起虚劳性疾患。但是,当性欲长期得不到发泄的情况下,即产生"性紧张"。性紧张常对男女皆有影响,表现为烦躁不安,注意力不集中,失眠焦虑,甚至患头痛头晕等神经官能症。这是精液充盈胀满于精系引起的神经反射性不适与性神经紧张所致。如果不通过手淫、遗

精、性交等排泄方法,就难于缓解这些精神症状。另外,禁欲有碍于性腺的正常分泌排泄。

2. 性事适宜,身心受益

适度而愉快的性活动对人的精神与身体健康有益无弊。性活动是精神健康的必需品。性,往往潜藏着一种无形的力量,它可让生活充满欢乐,可让生命充满活力。性生活后,由于性紧张得到缓解,故心情安定,心神潜藏,则神思敏捷,人的才能得到最大限度的发挥,于工作、学习都有裨益,且有激发夫妻感情升华、促使夫妻白头到老的作用。恰当的性生活亦是健康长寿所必需的,一个性生活愉快的人,往往见其面部红润,容光满面,显得年轻。性活动能调节脏腑经络、气血阴阳、四肢百骸的整体性运动,促进脏腑的相互协调,气机的升降出入有序,气血的周流通畅;性事亦是一种高级的运动保健,一个男子能在年轻时保持经常愉快的性活动,到老年时亦大多能维持良好的性能力,这也是"用则进,不用则退"的哲理在性能力中的体现。

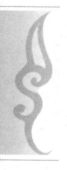

3. 性事太过,百病丛生

性生活不可不加节制,过于频多,就将美好的东西变成了身体的痛苦,带来身心损害。性生活固然可以带来欢乐和幸福,但毕竟要消耗一定的体力和精力。迷恋色情,纵欲无度,夜无虚度,可致性腺分泌物枯竭,性神经衰弱,使肾精亏虚,纵欲之害,是致精亏兼以气伤,而诸症蜂起。

"水可载舟,亦能覆舟。"人之情欲无涯,然精力有限,适宜掌握性事之法度,于男性养生尤为重要。元·李鹏飞《三元延寿参赞书》:"欲不可绝,欲不可早,欲不可纵,欲不可强。"诚房事养生之准则,可谓至理箴言!

六、房劳伤肾

所谓房事过度,即指纵欲。常言道"纵欲催人老""房劳促短命",这些话并非危言耸听,而是寓有科学道理的。唐代著名医学家孙思邈说:"恣意情欲,则命同朝霞也。"据现代研究认为,性生活过度,会导致内分泌失调,免疫防御功能减退,对各种疾病抵抗力减弱,致使代谢功能反常,易引起各种疾病,肿瘤发病率增高。所以,古人说:"淫声美色,破骨之斧锯也。"

纵欲之所以伤肾,是因为肾藏精,纵欲是要以耗损肾精作代价的,纵欲次数越多,肾藏之阴精消耗越多,这样就会严重损伤肾的功能。

为什么会出现性生活过度的现象呢?

这是因为人的行动是受思想支配的,性生活的次数同样要受心理因素的影响。这方面,以男性表现最为明显,在有些男人看来,性交次数越多越能显示男人的威严与尊严。他们也许并没有明确地意识到这一点,只是觉得应该尽全力满足妻子的性要求。其实,在这种心理的深层还潜藏着一种自我的生理满足,但对他们起决定作用的还是这种心理满足。因此,当他们已经从性生活得到快感之后,还会继续强化自己的性意识,企图在最短的时间内再度勃起。这种用意志的力量支撑疲惫不堪的身体来进行性活动,无疑对身心健康有很大危害。

明代著名医家张景岳说:"欲不可纵,纵则精竭;精不可竭,竭则真散。益精能生气,气能生神。营卫一身,莫不乎此。故善养生者,必保其精。精盈则气盛,气盛则神全,神全则身健,身健则病少。神气坚强,老而益壮,皆本乎精也……"现代医学工作者对纵欲者进行调查后认为,纵欲对身心的危害有以下几个方面。

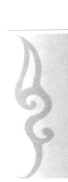

其一,精液中含丰富的前列腺素,射精次数多,丧失前列腺素就多。

其二,精液中含有大量的锌,锌是人体内物质代谢中很多酶的组成成分和活化剂,参与蛋白质的合成和糖、维生素 A 的代谢。人体若缺锌,则性成熟和生长发育就会受到抑制。

其三,增加睾丸的负担,有可能导致睾丸萎缩。

其四,消耗大量能量,使身体得不到充分休息。同时,过多地沉湎于房事,可导致失眠心惊,健忘乏力,思维迟钝,精神不振,影响工作和学习。

其五,性生活过度,不但没有给妻子快感,反而招致妻子的厌恶,影响夫妻之间的感情。

其六,如不注意克制和调养,可引起早衰,如牙齿松动、视力减退、耳鸣耳聋、脊柱僵直、发早白等。

其七,射精中枢经常处于兴奋状态,可造成性神经调节紊乱,以致出现性交不射精及阳痿、早泄等性功能障碍。特别是患肺结核、肝病等慢性病人,纵欲可诱使旧病复发或病情恶化。

那么如何控制性欲,使性生活有度呢?

人类的高级神经特别是大脑皮质对性兴奋的克制能力,远远超过其他动物。只要人们树立正确的人生观,努力培养自己高尚的道德情操,把主要精力放在学习和工作上,不断丰富自己的业余文化生活,就不会使性生活处于无节制状态。

总之,纵欲是可以避免的。而避免的目的,是为了促进身心健康,更好地保持性功能,使性生活和谐美满,有益于工作和学习。

七、能抗衰的古代房中术

"食色,性也。"性既是人类的本能,那就应尽其能;若加以禁锢,何异暴殄天物?

善于求性,就宏观而言,生生不息;就微观而言,"虚者可使充盈,壮者可使久荣,老者可使长生(马王堆三号汉墓出土《十问》)。不善于求性,就宏观而言,种族泯灭;就微观而言,"男不可无女,女不可无男。无女则意动,意动则神劳,神劳则损寿……万无一有,抑郁闭之,难持易失,使人漏精尿浊,以致鬼交之病,损一而当百也《备急千金要方》"。这里,"漏精尿浊",指男子尿液浑浊,系前列腺病症;"鬼交之病",指女子睡眠中做与人性交的梦。

求性善与不善的界限何在?一句话,能否如《内经》所陈:"法于阴阳,合于术数"。

1. 男三至,女五至

男女婚配,"合房有术"。这里的"术",是指男女同房必须待到双方情欲萌动,火候成熟,方可交接,才有益于健康。

这种"火候成熟",小说家描绘成"春情荡漾",《妇科玉尺》概括为"男三至"和"女五至"。

"男三至"者,谓"阳道奋昂而振者,肝气至也;壮大而热者,心气至也;坚挺而久者,肾气至也。"

"女五至"者,谓"面上赤起,眉厣乍生,心气至也;眼光涩沥,斜视送情,肝气至也;低头不语,鼻中涕出,肺气至也;交颈相偎,其身自动,脾气至也;玉户开张,琼液浸润,肾气至也。"

"男三至"和"女五至"俱到,男女交合,男欢女悦,"情洽意美";反之,"男三至"或"女五至"未备,强之以合,势必两败俱伤,对彼此的身心都极其不利。

男女交合,怎样达到"男三至"和"女五至"呢?《千金方》提出:"徐徐嬉咬,神合意老良久",即性交前的充分调情。"嬉咬"的方式,或言语挑逗,或肌肤亲昵。

2. 女快意,男盛不衰

关于男女交合,《千金方》以为:"浅内徐动,出入皆希,女快意,男盛不衰……"这里有两个问题:一是交合的方法;二是检验交合质量的指标。前者要求"浅内徐动,出入皆希";后者要求"女快意,男盛不衰"。

关于"浅内徐动,出入皆希",古人认为男女交合,如果动作过于粗暴,阴茎插入过深,会损伤脏腑精气和血脉。现代医学研究表明,阴道的敏感区主要分布在其外的 1/3 段,该区域神经末梢比较丰富。因此,性交合时,主要是通过刺激阴蒂、小阴唇和阴道内壁的外 1/3 区域,以使女方获得性的快感;对阴道深部的刺激,不仅不能增强女方的快意,有时还有不测之虞,事与愿违:一些夫妻洞房花烛,女方阴道撕裂伤,就是深交与鲁莽造成。

关于"女快意,男盛不衰",《妇科玉尺》谓之女"五候":"娇吟低语,心也;目合不开,肝也;咽干气喘,肺也;两足或屈或伸,仰卧如尸,脾也;口鼻气冷,阴户沥出黏滞,肾也。"并认为:"有此五候,美快之极"。

显然,这里的"美快之极",就是现代性学上的"性高潮"。关于"性高潮"的心理体验,霭理士在《性心理学》中描写得比较详尽。其对男性性高潮这样描述:"对于男子除了消释积欲过程中所蓄聚的紧张状态、减低血压与恢复肌肉系统的休息外,它可以得到一种精神上的满足,一种通体安闲的感觉,一种舒适懒散的心情,一种心神解放、了无牵挂、万物自得、天地皆春的观感。"对女性性高潮这样描述:"女子经过一度满足的性欲以后,也往往有一种如饮酒适如其量后的感觉,即相当于醉而不至于迷糊,这种感觉可以维持好几个小时。"

3. 不妄作劳,勿损人神

《内经》告诫男女"不妄作劳"。西汉的《七发》说得最为明白:"纵恣于曲房隐间之中,此甘餐毒药,戏猛兽之爪牙也。"《房中补益》亦说:"若制而纵欲,火将去其油。"显然,古人是主张节欲保精的。批评那些"兼饵补药,倍力行房"者,是竭泽而渔,"惟向死近"。

古人基于"天人相应"的养生观,对男女交合的内外环境很有讲究。就外环境而言,《房中补益》指出:"御女之法,交会当避丙丁日,及弦晦冥、大风、大雨、大雾、大寒、大暑、雷电霹雳、天地晦暝,日月薄蚀。虹缆地动,若御女者,则损人神,损男百倍,令女得病。"就内环境而言"几新沐,远行及疲、饱食、醉酒、大喜、大悲、男女热病未瘥、女子月血及新产者,皆不可合阴阳。"

这些,乍看似乎清规戒律是多了些,但细加推敲不无道理。

欲,既不禁,又不纵,当若何?《房中补益》提出这样一个公式:"人年二十者,四日一泄;三十者,八日一泄;四十者,十六日一泄;五十者,二十日一泄;六十者,闭精勿泄,若体力犹壮者,一月一泄。"这个公式,至今仍为人们所推崇。现代性学研究认为:性生活的频度要考虑体质因素,因人而异。一般说,青壮年性生活,以每周1~2次为宜,老年人以每月1次为宜,以次日不感到疲倦为准绳。

八、如何防止性功能早衰

防止性功能早衰的问题,是人的生命历程中一个十分重要的问题。这是因为,人的性生活恰恰是"大多数人一生中最动感情的那部分生活"。因而,人需要的天性满足,首先要以两性的爱与被爱为前提。这正是人的性生活、性关系美满与否,婚姻成功与否,人生幸福与否的关键之所在。那么,又怎样防止性功能早衰呢?

1. 要行房有度

所谓度,就是适度,即不能姿其情欲、漫无节制。因为性生活对人体是有很大消耗的,性生活过程中,双方会相应地分泌多种激素及体液,消耗以后对人体影响很大,远远超过同量的血液。性交排出的精液是精子、前列腺液、性激素的混合液。精子和性激素是由睾丸产生的,过频的射精,必然增加睾丸的负担,并可用"反馈"作用抑制脑垂体前叶的分泌,导致睾丸萎缩。睾丸萎缩会加速衰老的来临。过频的射精还会损失前列腺素,而前列腺素是人体细胞功能的局部调节者,具有重要的生物活性和生理作用,对心血管系统、呼吸系统、神经系统以及胃肠功能等有着广泛影响。前列腺素不足就会促成上述器官系统发生病理变化,从而加速衰老。精液中还含有大量的锌,而锌是构成人体多种蛋白质所必需的。古代帝王多短命,其中一条就是荒淫无度、沉迷酒色造成的。

2. 平时要吃些补精益肾食品

最好是在性生活后的第二天吃,以补益精气的亏耗。中医学认为,肾藏精、主生殖。要多吃些补肾精的食品,如山药、黑芝麻、猪肾、海参、韭菜、核桃肉、狗肉、羊肉、虾、淡菜等。上述食品均能益肾精、补肾气,常食之,可防性功能早衰,尤其是性交频繁者,更要多吃一点,这是防止性功能早衰的一个重要措施。

3. 要注意性生活时"还精补脑"

此指在夫妇交接当中男方有射精的感觉时,急用左手中、食两指用力加压于阴中、后肛门前的会阴部位,阴茎亦抑而勿动,并长口吐气,上下齿交合数 10 次而不闭气。用这种方法精液就不会射出,并可回归入体液内而上补脑髓。另一种措施是:当男方有射精感觉时,应急速抬头上下左右环视、敛缩下部会阴以闭护元气,则精液可停止射出。已婚男子如能做到每月只射精 2 次,1 年内泻精 24 次,则可延年益寿、皮肤润泽、面色有华而无病痛。

第十三讲　养颜护肤抗衰老

> "夫精明五色者,气之华也"
>
> ——《素问·脉要精微论》

五色,即指面色,面色的荣华、鲜润。《黄帝内经》明确指出五色与五脏之气的健全与否有关,若五脏功能正常,那么,面色红润,有光泽;否则脸色晦暗,无光泽,如肾虚者面色晦暗,肝虚者面色发青,脾虚者面色发黄,心虚者面色苍白,肺虚者面色㿠白。由此可知,《内经》早在二千多年前就已清楚地告诉人们,养颜护肤的根本在于养护五脏之气。

《黄帝内经》中虽然没有直接提出美容、养颜、护肤这类当代使用最广泛的美容术语,但在内经中已提出了许多传统的美容理论与方法,关于这一点我已有许多的论述,这里就不做全面的讨论,只是简论。

秦汉时期,在许多医书中已涉及了美容的内容。尤其是美容方药及美容方法逐渐增多,初步奠定了美容的理论基础,其标志之一是《黄帝内经》的问世,该书全面地总结了先秦时期的美容经验,从美容方法到美容理论都做了完整的论述。此外,在《内经》中还论述了有损于美容的许多皮肤病,如面衰、颜黑、面尘、眉堕、毛折、皮皱、唇揭及爪枯等。

一、皮肤的衰老过程及生理因素

人的一生要经历从幼年期到老年期的漫长过程。少年及青春发育期,皮肤处于生长状态,也是一生中皮肤的最佳时期,皮肤发育旺盛,表面红润并富有光泽,质地柔软,富有韧性和弹性。青春期以后,皮肤开始隐隐约约地出现衰老现象。在一般情况下,皱纹在人 20 岁左右就已形成,只是十分细小;差不多 24 岁左右就能看出来了,然后会发现越留意观察生长得越多,当鱼尾纹出现时,才惊觉皱纹已悄悄爬上脸庞。无论男女,产生皱纹的年龄大致相同。

造成皮肤衰老的生理因素是,真皮内的弹性纤维和胶原纤维降低了对皮肤的弹力和张力的调节作用,皮肤的新陈代谢变得缓慢,水分和皮下脂肪逐渐减少。随着年龄增长,皮肤的血液流通减退,血管抵抗力变弱,还会出现黑斑,皮肤失去光泽。

皮肤衰老起皱的原因,除了不可抗拒的生理因素外,许多客观的因素也不应忽视。诸如,经常在光线暗的环境下学习和工作。体内缺少水分,长期睡眠不足,阳光暴晒,加速皮肤老化;锻炼少,营养差,体质瘦弱,造成皮肤松弛;心胸狭窄,孤僻忧郁,未老先衰;使用不当的化妆品,破坏皮肤的质地;吸烟、饮酒,患某种疾病等,也会加速皮肤的老化起皱。

二、消除皱纹的秘诀

随着岁月的流逝,当皱纹悄悄地爬上额头的时候,你会感到青春的神采黯然失色。如何延缓皱纹的生成,这是大家十分关心的问题。

1. 遏制皱纹的进餐法

皱纹,不仅影响颜面的俊美,而且是衰老的标志。为了护肤美容,人们可以通过科学饮食,以延缓皱纹的形成,有助遏制和消除皱纹。

多食富含软骨素的食物。人的皮肤由表皮、真皮和皮下组织构成,影响皮肤外观的主要是真皮,而真皮是由富有弹性的纤维组成,软骨素就是构成弹性纤维的重要物质。因此,多食富含软骨素的猪骨汤、牛骨汤、鸡骨汤、鸡皮、鱼翅、鲑鱼等,有助延缓皱纹的产生,使皮肤富有弹性而细腻。

多食富含核酸类食物。核酸在蛋白质合成中起重要作用,能延缓皮肤老化,减少皱纹的形成。随着年龄的增长,人体合成核酸的能力逐渐降低,因而靠从食物中摄取。人们多食富含核酸类的兔肉、猪肝、牡蛎、酵母、蘑菇、银耳、蜂蜜、花粉等食物,有助于防皱。

多食碱性食物。这类食物如酸牛奶、红茶菌等饮料，能软化皮肤黏性表层，使皮肤红润、光滑，延缓皱纹的过早形成。

多食富含维生素 C、维生素 E 及元素硒类食物。这类元素属于抗氧化剂，可以有效地阻止皮下脂肪氧化、增强皮肤细胞的活力，使之富有弹性，且可避免皮肤老化、干燥，富含维生素 C、维生素 E 和铁元素、硒元素的食物主要有各种植物油、新鲜蔬菜和水果类，还有鱼类、贝类、蛋类、坚果类等。

多食富含维生素 A、B 族维生素及微量元素铁、铜类食品。这类营养素与造血有关，如果缺乏可导致皮肤干燥、粗糙，甚至发生裂痕，并因缺血得不到充足的营养，进而使皮肤早衰而早生皱纹。为防止这类营养素缺乏，人们宜多食胡萝卜、油菜、南瓜、玉米、红薯、牡蛎、蛤、蚬、猪血、乳类、鱼油等，以增强皮肤的柔韧性。

多食富含优质蛋白质的食物。蛋白质是塑造一切细胞和组织结构必不可少的组成成分，其中胶原蛋白能使细胞变得丰满，从而使肌肤充盈，皱纹减少；弹性蛋白则可使人的皮肤光滑而富含弹性。富含优质蛋白质的食物主要有乳类、蛋类、猪皮、猪蹄、鸡爪等，适当多食有助维护皮肤的正常功能，防止干裂、粗糙。

水是生命之源，适当补充水分是美容之本。人体得不到充足的水分，皮肤可因缺水而变得干燥，皮脂腺分泌减少而使皮肤粗糙，进而加速皮肤老化促使皱纹形成。因此，人们在日常生活中要每天补充 2000 毫升水，尤其是中老年人在剧烈运动或劳动后，以及夏、秋季节宜多饮水，以保持皮肤弹性，延缓皱纹产生。

如果您想减少皱纹，延缓皮肤衰老，应多摄入富含胶原蛋白的食物，如肉皮、软骨、肌腱等；欲使皮肤光洁滋润，则请多吃富含蛋白质和亚油酸的食品，如芝麻、黄豆、葵花子、花生、海参等；面部油脂分泌过多，不妨吃些含维生素 B_6 多的食品，如豌豆、土豆、芝麻、葵花子；皮肤干燥，皮屑脱落，可吃含维生素 A、维生素 B_2 和含钙多的食物，如动物肝脏、奶类、小米、胡萝卜、大豆等，皮肤灰白或暗黑，则请多吃含维生素 C 的食物，如大蒜、水果和蔬菜等，可望改善。

2. 中药抗皱

（1）面膏（《备急千金要方》）

青木香、白附子、白芷、白蜡、川芎、零陵香、香附各 60 克，茯苓、甘松各 30

克,羊髓 3000 克。

制作与用法:诸药切碎,以酒、水各 1000 毫升,浸药经宿,煎三上三下,候水散尽,去渣,成软膏;敷面作妆。

功能:活血润肤,却老祛皱。

(2)治面部皱裂方(《援生四书》)

桃仁适量。

制作与用法:将桃仁研为末,合猪脂数次;夜卧涂之。

功能:活血润肤,防治面部皱裂。

(3)展皱膏(《普济方》)

栗子上的薄皮。

制作与用法:共研为末,用蜜调和,涂面。

功能:活血,润肤,展皱,是专治面容皱纹的验方。

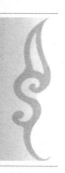

3. 针灸祛皱

皱纹是人体衰老过程中的必然现象,迄今还没有一种方法能够阻止,不过,针灸术可以推迟这种衰老的到来。

(1)体针驻颜去皱

主穴:丝竹空、攒竹、太阳、巨髎、迎香、颊车、翳风。配穴:中脘、合谷、曲池、足三里。

操作:主穴用泻法,配穴用补法。

留针:20~30 分钟。

功能:通经络,补益气血,防皱祛皱。本法属于中医的体针美容法。体针美容法是通过针灸的手段,刺激人体的经络穴位而达到调整脏腑组织的功能,促进气血运行,延缓衰老的目的,从而保持青春的一种美容方法。

本法穴位配伍的特点是邻近取穴与远部取穴相结合,即从局部角度出发选取皱纹部邻近的穴位,以通经活络,又从脏腑整体观着眼于选取阳明经穴。这些穴位能补益气血,调整远离脏腑的面部腧穴,使经络疏通于前,血液盈于后,面部得到荣润,则可推迟皱纹的出现或使已有皱纹减少及消失。这充分体现了祖国医学整体与局部相结合的治疗特色。

（2）耳针红颜减皱

选穴：耳穴（心）。

操作：在双耳的"心"穴上常规消毒皮肤后，埋一揿针，用胶布固定。每天按压埋针处数次，以加强刺激。秋冬季留针 5～7 天，春夏季留针 3～5 天。

功能：美颜、润肤、减皱。本法属于耳针美容法。主要是通过针刺耳郭穴位美容，具有操作方便的优点。中医认为耳是人整体的一部分，与经络、脏腑的联系相当密切。心有推动血液运行不息的作用，它可以推动血液充荣于面，使面色红润。针刺耳部的心穴，有促进血脉流通。使脸部皮肤得到充足营养。这样面部的皮肤就会变得红润有光泽，皱纹也随之减少甚至消失。

4. 经络腧穴按摩祛皱

按摩法：前额打开，双手交叉，下滑，抬下颏，由下至上按摩穴位（双侧）：大迎→地仓→人中、承浆→迎香→鼻通→晴明→攒竹→印堂→太阳（3 遍）。

从上至下按摩顺序如下。

（1）前额

①大鱼际带动小鱼际从左至右按摩打开皱纹（2～3 遍）；②中指、环指从左至右做 S 形按摩（2～3 遍）；③左手中指、示指打开，右手中指做环形按摩、按压皱纹（补示）；④双手中指或环指做小环形按摩。

（2）眉间

①展开眉头；②左手中指、示指展开皱纹，右手中指做环形按摩；③双手中指做 S 形按摩。

（3）眼部

①双手中指在眼眶四周顺时针做环形按摩 3 圈，按太阳穴，逆时针做环形按摩 3 圈，按晴明穴（3 遍）；②展开眼角皱纹，右手加补的手法按摩；③双手中指指腹做环形轻轻按摩眼周围。

（4）鼻部

①展开鼻背；②双手中指按摩鼻翼、鼻唇沟，油多的地方用泻法；③双手中指拍打鼻头。

（5）口唇部

①沿口周用大拇指做环形按摩，压人中、承浆穴（数次）；②双手中指做小环

形按摩口唇周围;③揪捏下颏。

从下至上系统穴位按摩顺序如下。

(1)大迎、颊车、听会(翳风)。

(2)地仓、巨髎、下关。

(3)迎香、四白、听宫。

(4)睛明、承泣、童子髎。

(5)攒竹、鱼腰、丝竹空。

(6)印堂、太阳(以上穴位各按3遍)。

(7)从下颏至两颊按摩。

(8)双手大鱼际带动小鱼际展开下颏、面部、眼角皱纹。

(9)由下颏至双颊按摩。

(10)双手大拇指按摩颈部,拍打下颏。

(11)双手拇指按压耳前3穴:听会、听宫、耳门。

(12)双手拇指、示指按摩耳郭、耳轮、耳垂。

(13)右手拇指、示指按摩风池穴、哑门穴。

(14)按摩结束。

5. 颈部按摩去皱

颈部易生皱纹,所以需要常按摩,以保持光滑。

颈部前面与侧面均用并拢的2～3个手指,由上往下按摩,颈背则相反,由下往上擦。同时使用双手,从颈根向颈窝(颈部中央)往上擦,到颈窝时用力压2～3秒,然后快速放松抬手,再轻轻往下擦。

6. 日常保健祛除颈部皱纹

颈部的皱纹通常有两种,一种是初期老化的皱纹,十几岁时便开始出现,这种皱纹通常不明显;另一种情况是受紫外线的影响,并随着年龄增长,而使颈纹加深,这种皱纹通常明显。如果不注意护理,从25岁开始,颈部便有明显的皱纹了。

虽然颈部的皱纹绝对不会消失,但是,如果认真对待,细心呵护,初期老化皱纹仍有可能变浅,至少明显而较深的皱纹也会变得较浅。那么,怎样保持颈

部健美呢?

　　首先,应消除或避免双下巴。皮肤松弛是生皱纹的先兆。年轻女性因脂肪过多而形成双下巴,会直接导致皮肤松弛,可使用除脂的化妆品,同时做颈部健美操。步骤为先交替向前、后仰;头交替向左、右侧屈;头从左至右做旋转运动,然后反方向再做双手握拳,一拳置于另一拳上,抵住下颌,做向前低头动作,尽量克服双手的阻力;将双手指尖放在颧骨上,用大拇指反复推拿下巴肌肉,方法是用短促的动作从中间向两耳推拿。这样坚持一段时间可恢复颈部肌肉的紧张度和皮肤弹性。

　　其次,日常生活习惯对颈部健美具有非常大的影响。睡眠时,高的枕头使颈部弯曲,易生皱纹,因此,应使用较平的枕垫。季节变化及不适气候下,为防止颈部皮肤干燥、晒伤,应围上丝巾保暖、防风沙,夏天搽防晒霜,以保护颈肤。

7. 鼻唇沟上表情纹消除法

　　要想消除鼻唇沟上的表情纹,首先应了解从鼻子到嘴角条纹形成的原因。事实上,与皱纹形成直接有关的部分主要是表皮下面的真皮。真皮又可分为乳头层和网状层,主要由弹性组织和基质构成,而弹性组织包括胶原纤维、弹力纤维及网状纤维。在真皮网状层里的胶原纤维常常结成束,纵横交错,与皮肤表面平行排列,而弹力纤维缠绕在胶原纤维束之间,其行走方向与胶原纤维相应。

　　正由于上述纤维束排列方向不同,再加上其牵引力的影响在皮肤表面就形成无数细小的皮沟,这些皮沟与纤维束走向一致,因而亦与皮肤弹性张力的方向一致,解剖学上称之为分裂线或蓝格线,又称皮纹。其实,这些皮纹即是未来将要出现的皱纹。加上面部尚有多组表情肌,其肌纤维直接伸入到真皮的网状层里,于是,表情肌能够直接牵拉皮肤,乃形成鼻唇沟上面明显的永久性表情纹。

　　有些人在年轻时其鼻唇沟部位就出现了较为明显的条纹,到了中年则显得更深。不过,活动有助于避免或消除在鼻、口及面颊之间的括弧样条纹。不妨按照如下方法试一试。可能会收到一定的效果。

　　(1)你可尽量吹气使你的面颊膨胀隆起,然后使用你的拳头压出空气,反复进行 10 次。

　　(2)缩拢你的口唇模拟彼此接吻状。从右至左,从左至右共做环形运动,每一侧反复做 8 次。接着将你的口敞开,然后再缩拢,反复进行 10 次。

(3)缓慢开口做不露齿的笑,再张起口角让口唇覆盖着牙齿,就这样到你体验到有张力感为止,之后慢慢形成一个 O 形。如此这般,放松后再反复进行。

(4)将你的双眼紧闭,使你的鼻子起皱褶,坚持 10 分钟再放松,然后反复进行 10 次。

除采取上述诸法外,还可先将脸洗净,再给鼻唇沟部位的皱纹做面膜。为减轻此处条纹的深度,可将酿啤酒用的酵母和水制成稠膏,将其轻拍在条纹上,并让其干燥。然后用微温的水清洗掉,吸干,再用湿润剂平整润滑。这样每周可重复 3 次,倘若能够在鼻唇沟条纹上涂少许湿润剂,且对此处进行按摩,条纹有可能变轻,从而会收到更佳的祛条纹效果。

8. 保持皮肤水分是防皱的根本

水是保持皮肤良好外观所必不可少的,皮肤保持的水分越多,皮肤越丰满,越有伸展性和弹性,皮肤质地越细腻。然而,面部皮肤是人体皮肤最暴露的部位,常受日光、紫外线和风吹雨打的袭击,以及外界环境中各种有害物质的侵袭,虽然皮肤有强大的保水能力和防御功能,但是如果不注意加强保护和保养,过多暴露于恶劣的环境中。使皮肤大量失水,势必会加速加重皱纹的出现。因此,防止皮肤过度失水和补充皮肤足够的水分,是养颜护肤的最基本措施,也是应该从每天做起的事情。如加强对皮肤再水化保养,注重护肤三步曲(洁肤、爽肤、润肤)的保养过程,应用含有营养、保湿成分和防晒的护肤品、化妆品,避免经常性地处于骤然气温变化和干燥炎热的环境之中以及定期到美容院进行皮肤保养护理等,以保护皮肤的湿润度,令皮肤"水灵",容颜光泽靓丽。

9. 纠正不良的面部表情动作是防皱的关键

由于不注意皮肤保养而引起皮肤失水,浅皱纹出现,加之因各种面部表情动作经皮下肌肉长期反复的牵拉作用,随着年龄的增长,皮肤松弛,浅皱纹会逐渐发展成深皱纹,成为不可逆转的永久性皱纹。因此,防皱首先要从解决小皱纹开始。在保持皮肤足够水分的前提下,尽量克服和纠正那些有意的或不经意的面部表情动作(如眯眼、皱眉、努嘴等)和不良习惯(如挤眉弄眼、吸烟、咬笔、经常性的侧卧睡眠或看书等)。这样,不仅可以防止面部皱纹的产生,而且从形体上也给人一种祥和端庄的精神状态和高雅的气质风貌。

10. 心理美容除皱

面部的肌肉随人体的情感、表情而活动,面部肌肉过度活动收缩,皮肤就会过早地出现明显的皱纹。脾气暴躁、心情忧郁的人除了易使体内气机失调,气血不和,脏腑功能紊乱而发生疾病外,由于面部肌肉紧张,血管收缩,还会导致面色不华,皱纹早生。俗话说,"笑一笑,十年少",经常保持良好的情绪和精神状态,人体气血调和,面部肌肉放松,皮肤平抚、湿润,皱纹自然晚生少生。

11. 坚持冷水洗脸除皱

冷水洗脸能增进皮肤的张力和弹性,冷水刺激皮肤小血管收缩继而舒张,改善面部皮肤的营养供应,促进新陈代谢,从而延缓皮肤衰老,推迟皱纹的产生。油性皮肤的人冷水洗脸不易洗净,可先用温水洗去面部的油腻灰尘,再用冷水洗脸,锻炼皮肤的弹性。

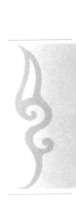

中医经典 相关阅读

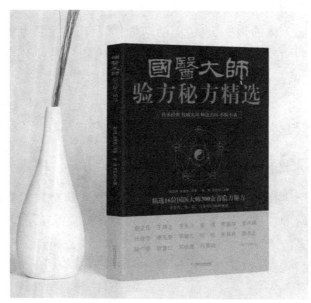

《国医大师验方秘方精选》 主审：国医大师颜正华 张湖德 主编：张勋 马烈光

千方易得，一效难求。

本书共收录近二十位国医大师 300 余首验方秘方，均系大师前贤从医数十年之实践亲得，弥足珍贵。内容广博，涉及 80 余种疾病，并按常见病、内科病、外科病、妇科病、儿科病、男科病、老年病、流行性传染病、癌症和损容性疾病等分类编排。每方包括处方、功效主治、用法、辨证加减、方解和注意事项等内容。其用药精练，配伍谨严，疗效卓著。

全书理论创见，圆机活法，用药轻灵。展卷细读，可窥得国医圣手之学术主张、用药特色及辨证施治之精妙，实为研习中医的上佳读本，值得收藏、精研。

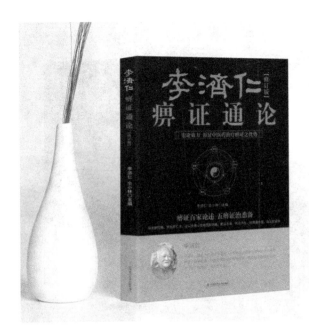

《李济仁痹证通论》　主编：国医大师李济仁　仝小林

　　本书以《黄帝内经》及古代诸名家痹证论治的理论为指导，全面系统地介绍了痹证与五体痹的病因病机、辨证论治、经验效方和名家精方，诊查疾病强调中医辨证与西医辨病相结合，既有治疗痹证的自拟经验方，又有古代治痹效验精方，还列举了当代名家治痹的专病专方。诸方药之有效，突出了科学性、实用性和可操作性。全书内容丰富，发皇古义，融汇新知，实用性强，诚为中医临床医师和中西医结合临床工作者临证必备参考书，也可供广大医学生和中医药爱好者阅读。

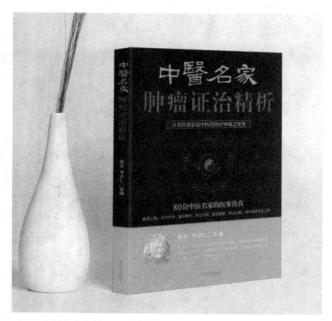

《中医名家肿瘤证治精析》　主编：国医大师李济仁

　　医案，乃中医临床医家治疗疾病之理论和实践记录，是祖国医学传统的重要科研手段。尝闻"读书不如读案"之名论，诚如清代名医周徵之所云："每家医案中，必各有一生最得力处，细心遍读，是能萃众家之长。"近代学者章太炎曾说："中医之成绩，医案最著。"现代中医大师秦伯未也非常重视医案在中医科研中的作用，曰："夫医案者根据病理，而治疗之成绩，亦中医价值之真凭实据也。"勤读医案，可以说是学习名医经验的最佳途径。